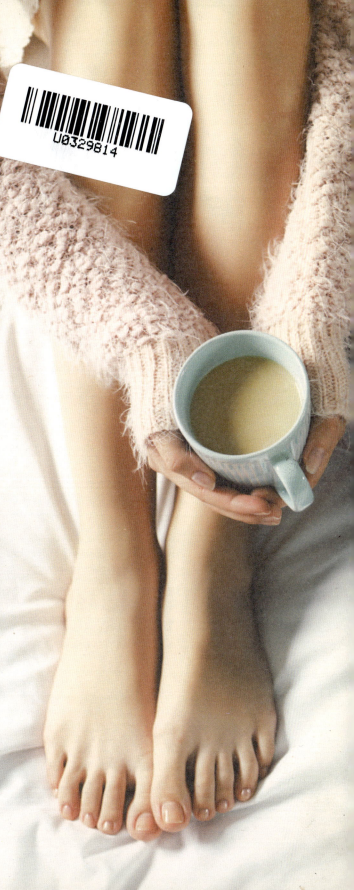

暖养女人不衰老

熊瑛 ◎ 主编

黑龙江出版集团
黑龙江科学技术出版社

图书在版编目（CIP）数据

暖养女人不衰老 / 熊瑛主编. -- 哈尔滨：黑龙江科学技术出版社，2017.2
ISBN 978-7-5388-9022-8

Ⅰ.①暖… Ⅱ.①熊… Ⅲ.①女性－寒证－防治－普及读物 Ⅳ.①R241.3-49

中国版本图书馆CIP数据核字(2016)第231963号

暖养女人不衰老
NUANYANG NÜREN BU SHUAILAO

主　　编	熊瑛
责任编辑	王嘉英　王研
摄影摄像	深圳市金版文化发展股份有限公司
策划编辑	深圳市金版文化发展股份有限公司
封面设计	深圳市金版文化发展股份有限公司
出　　版	黑龙江科学技术出版社
	地址：哈尔滨市南岗区建设街41号　邮编：150001
	电话：（0451）53642106　传真：（0451）53642143
	网址：www.lkcbs.cn　www.lkpub.cn
发　　行	全国新华书店
印　　刷	深圳市雅佳图印刷有限公司
开　　本	723 mm×1020 mm　1/16
印　　张	12
字　　数	200 千字
版　　次	2017年2月第1版
印　　次	2017年2月第1次印刷
书　　号	ISBN 978-7-5388-9022-8
定　　价	36.80元

【版权所有，请勿翻印、转载】

Contens / 目录

Part1 暖养正当时，不暖病自来

002	**测测你是否属于不暖一族**	009	**小细节提醒你要暖养了**
002	什么是不暖	009	No.1 通过体温辨别是否需要暖养
003	测测你的身体暖不暖		
004	**女性不暖原因大揭秘**	009	No.2 观察面色辨别是否需要暖养
004	No.1 对寒冷较敏感		
004	No.2 缺少铁	009	No.3 是否需要暖养反映在月牙儿上
004	No.3 血液黏稠		
005	No.4 体内雌激素含量多	010	**常常被忽视的隐性寒证**
005	No.5 肌肉少、脂肪多	011	**暖不暖与免疫力息息相关**
005	No.6 甲状腺素分泌不足	012	**从气血关系说寒暖**
005	No.7 动脉硬化	014	**不暖所导致的后果**
005	No.8 运动量少	014	肌肤不再水嫩美白
006	**导致不暖的生活方式**	015	不再拥有飘逸油亮的头发
006	洗头没注意	016	排毒不畅
006	洗澡太匆忙	017	女性宫寒
006	过度减肥瘦身	018	不暖带来的其他病痛
007	空调吹太多		
007	饮食不合理		
007	缺乏运动		
008	压力过大		
008	药物使用过多		
008	衣着太暴露		

Part2 暖养，从改变生活方式开始

022	**早晨起来须注意**	042	午餐这样吃
022	晨起要有3个半分钟	043	晚餐这样吃
023	晨起后的第一杯水	**044**	**四季饮食的注意事项**
026	晨起洗脸增强免疫力	044	春季饮食原则
028	早上不宜洗澡	045	夏季饮食原则
029	**晒晒太阳好处多**	046	秋季饮食原则
032	**四季穿衣须注意**	047	冬季饮食原则
032	春季穿衣	**048**	**动一动身体暖**
033	夏季穿衣	048	步行上下班身体棒
034	秋季穿衣	049	"站着说话不腰疼"
035	冬季穿衣	049	游泳池里多动动
036	**这些部位须保暖**	**050**	**闺房布置须用心**
036	头部保暖	050	房间朝向很重要
037	脸部保暖	050	睡觉方向须注意
037	肩颈保暖	051	床具摆设有讲究
037	腹部保暖	051	床上用品要干净
038	腿部保暖	**052**	**睡前准备助睡眠**
038	脚部保暖	052	脱了胸罩进被窝
040	**营养均衡才健康**	052	双脚暖暖好入眠
040	饮食的营养搭配原则	053	放空大脑助入睡
041	早餐这样吃	053	卧如弓姿势利睡眠

Part3 食物暖养，从源头驱寒暖身

056 暖养食材大搜集

056	糙米	057	玉米	058	红豆
056	薏米	057	燕麦	058	黄豆

059	板栗	065	南瓜	071	虾		
059	核桃	065	芹菜	071	干贝		
060	杏仁	066	燕窝	072	葡萄		
060	腰果	066	银耳	072	苹果		
061	桂圆	067	猪肚	073	甘蔗		
061	松子	067	猪肝	073	枇杷		
062	花生	068	猪心	074	乌梅		
062	红枣	068	猪血	074	蜂蜜		
063	红薯	069	牛肉	075	红糖		
063	白萝卜	069	鸡肉	075	生姜		
064	莲藕	070	乌鸡				
064	山药	070	鲫鱼				

076　常用暖养药材少不了

076	鹿茸	081	西洋参	087	何首乌
076	益母草	082	黄芪	087	五味子
077	肉桂	082	甘草	088	三七
077	当归	083	川贝	088	白芍
078	红花	083	玉竹	089	川芎
078	枸杞	084	冬虫夏草	089	太子参
079	山楂	084	灵芝	090	党参
079	莲子	085	阿胶	090	白术
080	柏子仁	085	肉苁蓉	091	茯苓
080	酸枣仁	086	杜仲	091	黄精
081	人参	086	芡实		

Part4　驱除寒气，活力"动"起来

094　瑜伽

094	猫式瑜伽	095	张开蝴蝶式瑜伽

096	提升山式瑜伽	108	走台阶
097	幻椅式瑜伽	109	慢跑
098	金刚扩胸式瑜伽	110	骑自行车
099	卧英雄式瑜伽	111	登山
100	横木变化式瑜伽	**112**	**球类运动**
101	鸽子式瑜伽	112	打篮球
102	三角式瑜伽	113	打羽毛球
103	手臂波浪式瑜伽	114	踢毽子
104	抬腿转体树式瑜伽	115	健身球
105	四枝棒式	**116**	**其他运动**
106	**腿部运动**	116	跳舞
106	快步走	118	游泳
107	散步	120	暖身操

Part5　自己就能做的暖养理疗

126	**"灸"出暖暖好身体**	**138**	**每天"按一按"，寒气靠边站**
126	艾灸关元穴	138	按摩天枢穴
127	艾灸气海穴	139	按摩隐白穴
128	艾灸三阴交穴	140	按摩阴陵泉穴
129	艾灸膻中穴	141	按摩合谷穴
130	艾灸神门穴	142	按摩肾俞穴
131	艾灸大椎穴	143	按摩膈俞穴
132	艾灸中府穴	144	按摩商阳穴
133	艾灸血海穴	145	按摩脾俞穴
134	艾灸神阙穴	146	按摩涌泉穴
135	艾灸中极穴	147	按摩太溪穴
136	艾灸足三里穴	148	按摩鱼际穴
137	艾灸行间穴	149	按摩期门穴

150	按摩肝俞穴	160	按摩命门穴
151	按摩大敦穴	161	按摩太冲穴
152	按摩日月穴	**162**	**"泡"走寒气,"暖"遍全身**
153	按摩内关穴	162	泡脚
154	按摩劳宫穴	164	泡澡
155	按摩天泉穴		
156	按摩曲泽穴		
157	按摩肺俞穴		
158	按摩云门穴		
159	按摩天柱穴		

Part6　寒气入侵,身心不适怎么办?

168	**感冒来袭,暖养帮助你**	**176**	**便秘困扰,更要暖养**
168	判断是否为"寒气"所致	176	你了解便秘吗?
168	怎样缓解不适?	176	战胜便秘的方法
169	暖养小助手	177	暖养小助手
170	**低热让人很郁闷**	**178**	**月经不调,暖暖才健康**
170	什么是低热?	178	了解月经不调
170	应该怎么处理?	178	调理的注意方面
171	暖养小助手	179	暖养小助手
172	**腰酸背痛,暖暖肾**	**180**	**赶走痛经,每日更暖心**
172	都是体寒惹的祸	180	痛经的原因
172	这些改善方法你需要知道	180	暖养调痛经
173	暖养小助手	181	暖养小助手
174	**腹泻,暖胃来治疗**	**182**	**心灵暖洋洋,幸福才久长**
174	受寒易致腹泻	182	心理对身体的影响
174	腹泻的治与防	183	暖心调养也重要
175	暖养小助手		

Part 1

暖养正当时，不暖病自来

"暖"是一个美丽又柔和的字眼，
"暖女人"让人想到的是
面色红润、健康又有活力的形象。
不暖的女人，
常常面临着许多隐藏的健康问题。
你，是暖女人吗？

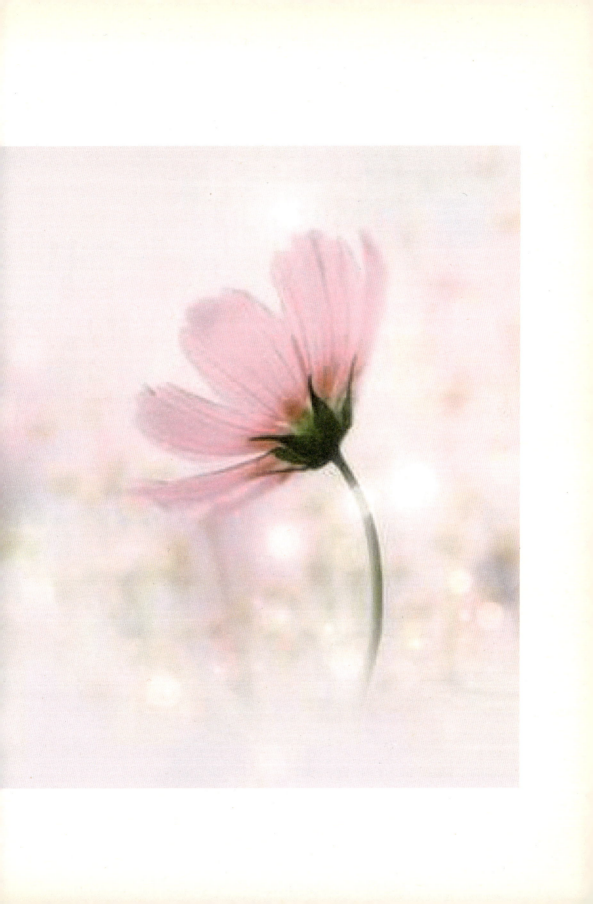

测测你是否属于不暖一族

"暖"是身体健康的前提,而"寒"则是一些疾病的根源。女人不暖,健康就会出现问题,只有暖养自己,才能保持红润的肌肤、健康的身体,度过美丽的每一天。

什么是不暖

太阳是万物生长的能量之源。太阳的光和热给予地球上的生灵以滋养,从而有了生机勃勃的世界。天地的运行需要太阳,人体机能的正常运转也必须有阳气的支持。

阳气,具有温养组织脏器、维持生理功能和固卫体表等作用,并充盈于周身之气。《黄帝内经》说"阴者藏精而起亟也,阳者卫外而为固也",即人体抵御外邪的能力靠的是阳气。当阳气不足、阴气过剩时,身体不暖,外邪入侵,则会出现体寒。

不暖,即体寒,以中医看就是体内阳气不足,大部分叫作"虚寒",就是体质虚且寒。从西医的角度说,体寒就是体温低。

体寒证最普遍的特征就是,无论是在夏天还是冬天,手脚都像浸过冷水似的,尤其是在冬天,可能还会手脚发麻。这主要是因为自然界的温度降低,阳气不足,从而导致人体自身的阳气也会不足,身体出现阳虚的表现。另外,天气寒冷,人体血管收缩,血液回流能力就会减弱,使手脚特别是指尖部分血液循环不畅,也就是人们常说的"神经末梢循环不良",从而导致手脚总感觉冰凉。这样的情况一般发生于女性,特别是中年以上的女性较为常见,脑力劳动者要比体力劳动者更易出现手脚冰凉的情况,在身体健康的年轻男性身上则很少出现。

通常情况下,机体要能良好产热,才能代谢葡萄糖、氨基酸、脂质等基础能量物质,并将代谢后的能量物质随血液输送到全身各处,完成不断供能。而身体寒冷、体温降低时,身体的代谢减弱,血液循环不畅,机体能量供应不足,就很容易出现健康隐患,引起各种不适。

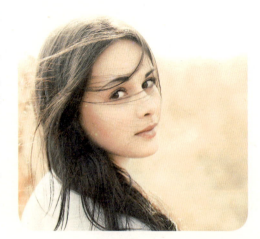

明白了不暖对健康的影响,就应该懂得暖养的重要性。只有祛除寒气,身体变暖了,机体才能更好地代谢,进而促进身体健康。

测测你的身体暖不暖

不暖就是身体畏寒、手脚冰凉吧？很多人都会这样轻易地下结论。但实际上，体寒有不同的类型，不同类型所表现出来的症状也各不相同。体寒可细分为轻度、中度、重度3种。下面列出了不同程度体寒的表现，看看你是否体寒或体寒到什么程度吧。

/1/ 怕冷，手脚冰凉。
/2/ 容易感冒，而且恢复期长。
/3/ 生理期经痛严重，腹部有垂坠感。
/4/ 面色暗淡，无血色。
/5/ 易疲劳，关节部位易酸痛。
/6/ 睡眠质量差，睡眠浅。

注：符合以上3项即可视为轻度体寒。

/1/ 口腔内易发炎，易长口疮。
/2/ 容易便秘，经常觉得肚子胀。
/3/ 生理期紊乱，天冷时易延期或量少。
/4/ 皮肤干燥，易干裂。
/5/ 脚后跟皮肤易干裂，脚部血液循环差。
/6/ 嗜吃水果、冰激凌等生冷食物。

注：符合以上3项及以上，为中度体寒者。

/1/ 尿频，尿液不易排出。
/2/ 下半身水肿严重。
/3/ 休息一夜后手脚仍冰冷。
/4/ 起床时手脚发麻。
/5/ 经常感到身体疲倦、四肢发酸，没有精神。
/6/ 经常感到胃胀气。

注：符合以上3项及以上，为重度体寒者。

女性不暖原因大揭秘

人通过饮食和运动产生的热量由血液输送到全身，使身体保持一定的温度。而女性由于自身特殊的生理和心理因素，常常会觉得不暖。下面我们详细介绍女性不暖的原因。

No.1 对寒冷较敏感

女性皮肤里的"传感器"比男性的灵敏，会更快地把"冷"的信息传递到大脑。大脑接受到"冷"这个信息之后，会立即下令新陈代谢系统加速工作，接着命令血液循环系统退守到"第二防线"，即从皮肤、四肢退守到躯干，这就是人们感到手脚冰凉的缘故。当气温下降到人体难以承受的程度时，新陈代谢的速度会更快，血液循环退守的速度也更快。

No.2 缺少铁

美国生理学家和营养学家的试验结果表明：对寒冷耐受力低的人，血液中铁元素含量不足，并常伴有血浆中甲状腺素降低。由于存在生理期这一特殊的生理活动，还有妊娠、分娩等原因引起的失血，都会导致女性身体里的铁质大量流失，容易出现身体不暖。营养学家指出，女性应每日摄入18毫克的铁，但是大多数女性没有达到这个要求。

No.3 血液黏稠

在中医看来，血液不流通会导致"瘀血"，造成血液黏稠的状态。造成血液黏稠的主要原因是血液负责运送体内的废物毒素，随着时间的推移和运输量的增加，血液中会累积一些废物和毒素，造成血液黏稠。月经出血过多也是血液黏稠的一个原因，月经出血过多会引起贫血，使血液中的铁流失严重，而铁不足会导致红细胞无法正常工作，最终使体温降低。

No.4 体内雌激素含量多

现代医学认为，女性因为体内雌激素的含量高，体内的热量容易转化成脂肪，储存在皮下；另外，由于女性身体新陈代谢速度比男性慢，热量的合成作用大于分解作用，从而使体内热量释放较少，体温较低。

No.5 肌肉少、脂肪多

相对于男性而言，女性肌肉少、脂肪多。在使糖类和脂肪氧化的过程中，肌肉消耗掉大量的热量，释放出大量的热能，所以男性的新陈代谢快，女性相对较慢。由于男性消耗掉的热量多于女性，男性的体表要比女性的体表相对温暖一些。

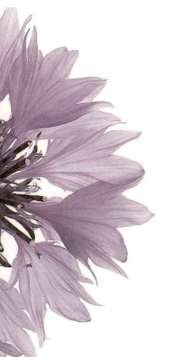

No.6 甲状腺素分泌不足

甲状腺素分泌不足是女性怕冷的重要原因。甲状腺素有"生热"的作用，能使人体基础代谢加速，皮肤血液循环加快，帮助增加热量，抵御寒冷；而女性新陈代谢较慢，甲状腺素分泌不足时，产热少，机体御寒能力降低，所以怕冷。

No.7 动脉硬化

动脉担负着运输全身上下的氧气和营养物质的重要工作。动脉本身会随着年龄的增加而老化、变硬，它的内壁也会由于沉淀各种物质变得狭窄。动脉血管狭窄了，血液就会滞留不前，导致动脉硬化。动脉硬化会使血液循环受阻，不但会引起体寒，严重时会导致脑卒中和心肌梗死。

No.8 运动量少

女性一般不爱运动，活动较少，产生的热量就会更少。由于运动量不足，往往会造成全身或局部血液循环不良，引起全身发冷，特别是手足末梢部位冷感更加强烈。

导致不暖的生活方式

大多数女性的体质都偏寒，不暖在女性中已是很普遍的事情。而且，一些不正确的生活方式会使女性体寒的情况更加严重。下面我们详细介绍导致不暖的生活方式。

1 洗头没注意

洗头是日常生活中非常重要的一个习惯。一些人喜欢早上起床后洗头，头发还没干就去上班，这样是不可取的。特别是在寒冷的冬天，湿着头发出门，易受凉导致感冒风寒。还有一些人喜欢晚上洗头，可能头发还没干就睡觉了，然而在睡眠状态人的抵抗力大大降低，寒气、湿气滞留在头部，第二天起床会觉得头晕、头痛，长期如此，会导致气血瘀滞，对身体有很严重的影响。

2 洗澡太匆忙

很多现代女性忙于工作，根本没有时间泡澡，都是匆匆地洗个淋浴就打发了。淋浴虽说方便快捷，但是由于时间短，没有好好温热身体就结束了。这样一来，就无法畅通全身的血液和提高体温，因而导致体寒不暖。所以说，洗澡最好还是腾出点时间，悠闲地泡一泡。

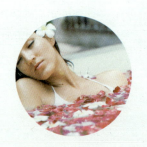

3 过度减肥瘦身

女性的体温会受到饮食的影响。许多女性为了保持苗条的体形而过分节食，这样一来，从食物里摄取到的热量根本不够。特别是在冬季，要保证身体温暖，每人每天必须多摄取100千卡（相当于418.6千焦）的热量，以保证体内新陈代谢的需要。否则，一旦体内新陈代谢的速度放慢，就会感到更"冷"。

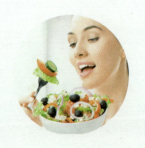

4 空调吹太多

空调是现代科技的产物，但是它在为我们带来舒适的同时，使我们的体温调节功能有所退化，也可能使排汗功能紊乱。女性的身体本来就属于阴性，如果在空调房里待太久，便会阳气不足，使体内的汗液无法排出，有的人甚至整个夏天都出不了多少汗。其实，出汗也是身体平衡的一个重要环节，它有3个好处：一是可以调节人体温度，带走人体多余热量，起到散热的目的；二是汗液可以滋润皮肤；三是汗液有一定的酸碱度，有利于抵抗细菌对皮肤的感染。中医认为，出汗可"协调阴阳，使邪气外出"。而长期吹空调，身体不出汗，机体的自我平衡调节就会被打破，导致寒气瘀滞。

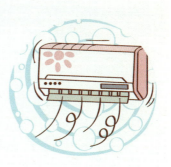

5 饮食不合理

常吃一些寒性和凉性的食物会导致不暖。从中医的角度来说，寒凉的食物或饮品吃得太多，会损伤脾胃的阳气，使得消化能力减退。女性尤其是处在经期的时候，更不能贪吃，否则会引起腹痛。在炎热的夏天，由于身体易感暑热湿邪，并影响脾胃的消化吸收功能，在寒湿的共同作用下，就会使脾损胃耗。如果我们的胃气充盈，身体自然健康，就算有些小疾小病，也能挺过去。因此，无论什么天气，常喝热饮对健康都较有好处。

6 缺乏运动

人体的热量中有40%是由肌肉制造出来的，而运动是锻炼肌肉的最佳途径。运动过后，人的体温升高，血液循环流畅。完全不运动的话，血液循环就会减慢，体寒就找上门了。特别是长时间伏案工作、长时间对着电脑懒得动的女性，不但要小心体寒的"到访"，还要预防头痛和肩膀酸痛来"凑热闹"。事实上，运动不但可以舒缓筋骨，还有利于血管的收缩和扩张。不必勉强自己去做剧烈运动，其实，哪怕只是站起来伸伸懒腰、动动腿去倒杯水，让肌肉活动起来，就能提高代谢、升高体温、改善寒性体质。

7 压力过大

压力过大会使肾上腺素分泌增加,使血管收缩。血管一收缩,血液循环就会受阻。如不及时改变血液循环不通畅的情况,最终全身的血液循环都不能顺利进行,从而使体温低下,导致体寒。所以,如果要避免体寒,平时要学会缓解压力,可以多出去走走、多运动,还可以听歌、看电影,或者找朋友逛逛街,还可以在周末为自己打造一个独处的环境。

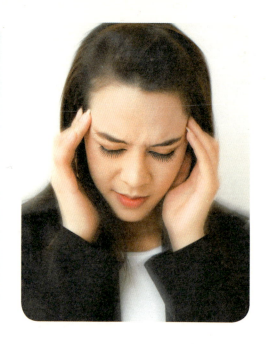

8 药物使用过多

虽说有些药能提高基础代谢,如甲状腺激素类药等,但有很多药还是会导致体寒,特别是女性在偏头痛和痛经的时候吃的解热镇痛类药物。作为一种应急措施,服用止痛药也是没有办法的,若是持续服用此类有降低体温作用的药,就会导致体寒。

9 衣着太暴露

为了展现曼妙的身姿,很多女性喜欢在夏天穿露背装、露脐装、超短裙等,即使是在春寒料峭的时节,在大街上穿着单鞋、短裙丝袜的女性也比比皆是。穿着暴露会使体内热量不断散失,容易导致寒气入侵。另外有一些女性很在意体形,喜欢穿把身体勒得很紧的紧身内衣、紧身牛仔裤等。穿紧身衣服会造成局部血液循环不畅,特别是骨盆被勒得过紧,容易导致寒气堆积。

小细节提醒你要暖养了

女性的身体敏感脆弱，加上每月一次的"大姨妈"来访，以及怀孕、生子等一些生理原因，让女性生来就与不暖关系紧密。是否需要暖养，从下面一些小细节就可以判断出来。

No.1 通过体温辨别是否需要暖养

女性体寒，说白了就是体温低的问题，因此通过身体各部分的温度来判断女性是否体寒是最直接、最有效的方法。一般人的体温是恒定的，但是手脚、腹部等部位的温度则因人而异，如果经常出现手脚冰凉的情况，则很有可能是体寒引起的，需要及时调理。

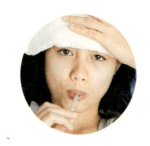

No.2 观察面色辨别是否需要暖养

中医讲"望闻问切"，其中"望"主要指的就是查看面色。女性体寒与阳气不足有着很密切的关系，如果女性阳气不足，则会表现为口唇发紫、面无红光，因此可以通过面色来判断女性是否体寒。当然，女性出现口唇发紫、面无红光也不一定是体寒所致，贫血也可能导致女性面无血色。

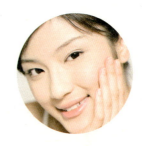

No.3 是否需要暖养反映在月牙儿上

月牙儿又叫"小太阳"，指的是甲根部的甲印。在正常情况下甲印为红润饱满状，如果月牙儿很小或者颜色暗淡，则有可能是体寒所致。这是因为，体寒容易引起气血不足，而手指位于身体最末端，当人体出现气血不足的时候，首先会直接反映在指甲上。其实，学会辨认月牙儿，除了可以判断是否体寒之外，还能判断很多身体的小毛病，比如贫血、失眠、营养不良等身体状况，都可以通过月牙儿的形状来加以判断。

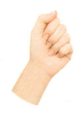

常常被忽视的隐性寒证

患上寒证,身体发凉的部位能清楚感觉到,但是,寒证并不仅仅指这个,有时候,人已患上隐性寒证而不自知。

有的人很爱出汗,甚至吃饭的时候也出汗,这是患寒证的征兆。如果一个人经常会出很多汗,可能是其体内有寒气,在自动排出体内多余的水分的同时,使身体变暖。水对身体来说是最重要的东西,但是,如果太多了,就会造成体温下降。这和淋雨后身体发冷的道理相同,过多的水分夺走了身体的热量,只能通过把水分排出来产热。

有些身形微胖的人,因为体内脂肪多,不容易感觉寒冷,甚至常常会觉得热。然而,体内脂肪囤积会引起热量散失减少,导致隐性寒证。总觉得热,想让自己凉快一点,就会经常喝冷饮、吹空调。但是这样做就会掩盖体寒的事实,导致病情恶化,使寒证越来越严重。

还有一些人的身体呈现两极分化,上身热、下身冷,这其实就是下身寒且虚弱,阳气上浮,引起上身的假热。中医上说,头寒脚热才是人体最理想的状态,而这种情况正好相反,是不利于健康的状态,也是隐性寒证的表现。

现实生活中,人体内部的"寒"表现的方式是多样的,有时候寒是通过热来表现的。如果意识不到隐性寒证的存在而不去进行治疗,可能就会使我们的身体渐渐出现问题,影响我们的生活状态和生活质量。

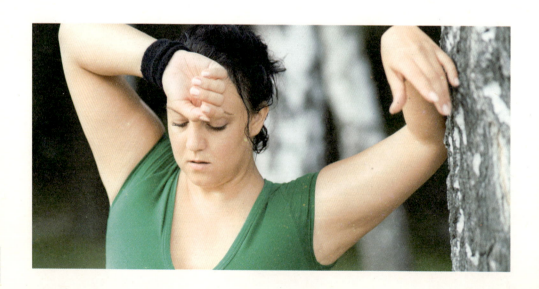

暖不暖与免疫力息息相关

现实生活中，总能看到这样的现象，有的人三天两头感冒咳嗽，有的人则长期不感冒，保持健康。这与我们每个人的免疫力有关，也与我们暖不暖息息相关。

人类在漫长的进化过程中，机体经历着和细菌、真菌、病毒等的对抗。随着科技和医疗技术的发展和进步，外在的辅助科技在对抗致病微生物的方面起了积极的作用，但是帮助人类抵御疾病的最重要的一道防线还是自身免疫力。良好的免疫功能不仅有利于抵御疾病，而且还有利于身体恢复。研究认为，体温低会使免疫力低下。

体温，是衡量人体健康的重要指标之一。正常的体温意味着基础代谢率正常，血液中充满新鲜氧气和养分，能提高白细胞的功能，有助于抵抗病毒、细菌的入侵，增强免疫力。体温低于36℃时，身体就会自发颤抖以产生热能。体温下降会造成血液循环不良，白细胞不能正常工作，免疫力降低，哮喘、肺炎、风湿等疾病自然会找上门来。体温降到35℃时，被称为低体温症，患者自觉畏寒怕冷、皮肤湿冷、四肢冰凉、不愿起床、走路困难。当体温低于35°时，身体的自主神经系统失调。

有研究资料表明：人体最理想的体温是36.5～36.8℃。体温每下降1℃，基础代谢率下降12%左右，免疫力会下降30%左右。

这样看来，体温对健康的维持具有重要作用，同时也能影响免疫力的强弱。所以，我们要重视体温，将其维持在对健康有利的区间，驱赶体寒，保持温暖。

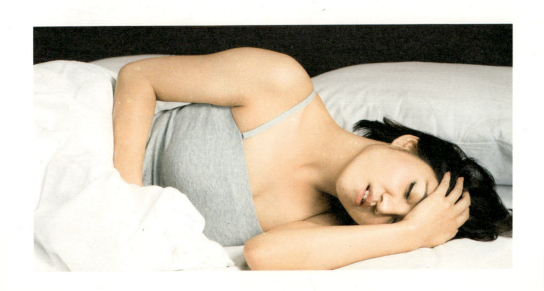

从气血关系说寒暖

气血是维持生命的源泉,人体的气血如果运行不畅,就会直接导致体温下降。女性特殊的生理特征,容易引起气血不足,寒气入侵。

气在中医上被视为人体生长发育、脏腑运转和体内物质运输、传递、排泄的基本推动能量。其主要作用就是温养机体,抵御外邪入侵。

"气郁"指的是气结聚在内,不能通行周身。如果气郁结在内,不能正常运动,我们人体脏腑的运转、物质的运输和排泄都会出现一定程度的障碍。气郁可继发气滞、湿郁、痰郁、食郁、血瘀等病证。像女性冬天经常会感到手脚冰冷,其实就是气郁所导致的,所以,冬天一定要多吃、多运动才能保证气血的正常运行。

"气滞"就是气的运动不畅,很多由气郁导致,出现的最典型的症状就是胀痛。根据气滞的部位不同,出现胀痛的部位也不同。例如月经引起的小腹胀痛,就是气滞的表现。

"气逆"指的是体内的气上升太过、下降不及给人体造成疾病。如果气的上升作用过强就会出现头部过度充血,出现头晕脑涨、面红目赤,甚至昏迷、半身瘫痪、口角㖞斜等症,下降作用过弱则会出现饮食传递失常,出现泛酸、恶心、呕吐、咳嗽等症。

"气陷"和气逆正好相反,指上升不足或下降太过。气的上升不足则会导致头部缺血、缺氧或脏腑不能固定在原来的位置,出现头晕、健忘、眼前发黑、精神不振等症;气的下降太过则会导致食物的传递过快或代谢物的过度排出,从而出现腹泻、小便频发等症。

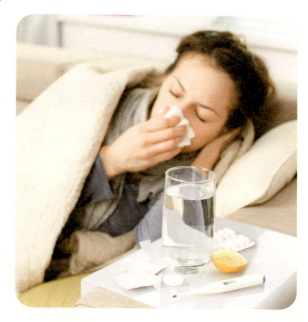

人体内"气"的运动发生异常,就会引起身体受寒、体温降低,影响人的健康。

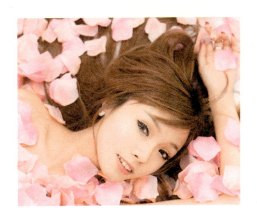
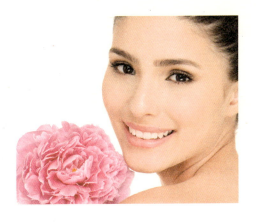

Part **1** 暖养正当时，不暖病自来

血与寒暖

血对人体最重要的作用就是滋养，它携带的营养成分和氧气是人体各组织器官进行生命活动的物质基础。血对女性来说更加重要，血充足，则人面色红润，肌肤饱满丰盈，毛发润滑有光泽，精神饱满，感觉灵敏，活动也灵活。如果血液运行不畅，则会导致体内血液瘀滞，血液循环速度变慢，新陈代谢变差。血液不足，机体得不到滋养，体内能量不足，从而体温降低。

女性容易发生血液运行不畅，常常表现为面色无华，畏寒怕冷。

气与血

在中医上，气与血是相互协调、相互影响的。血是将气的效能传递到全身各脏器的最好载体，所以中医上称"血为气之母"，又称"血能载气"。气能生血，气虚则生血的过程受到影响，导致血虚。气能行血，气虚则血行缓慢，血行不利，导致瘀血。血具有重要的营养和滋养作用，血为气提供能量，血虚则气也虚。

气血充足，身体滋养，元气满满，温暖健康。气血不足，则容易导致体寒。女性的一生要经历月经、怀孕、生育、哺乳，会损耗大量气血，更是体寒的长驻主体。所以，女性补血补气很重要。

不暖所导致的后果

真正的美丽不仅仅是表面容貌的美丽，而是从内到外的美丽。体寒是身体的隐形杀手，一旦出现体寒的症状，美丽将会离你越来越远，健康问题也会逐渐显现。

肌肤不再水嫩美白

一个人的脸色能直接反映出他身体内在的健康状况，很多女性由于压力大、生活方式不健康等问题导致体寒，引发一系列健康问题，最明显的表现就是脸色越来越"难看"。脸色是身体健康的晴雨表，观脸色即可知晓健康状况。

脸上开始出现零零点点的斑点时就要注意了，因为色斑的出现意味着身体内部正在发生着一些不好的变化，让你的脸庞不再光洁如玉。女性身体不暖是导致月经不调的最主要原因，而中医认为"经斑同源"，女性每月来访的"大姨妈"和色斑存在着必然的内在联系，所以因体寒而月经不调的女性最容易长色斑。正常情况下，体内新陈代谢产生的废物可以通过经血排出，因此不会出现色素沉着。而一旦月经受阻，体内气血运行不畅，就会导致气滞血瘀。月经不调时，人体内的气血运行不畅、经脉不通，导致瘀血内停、气滞不畅，

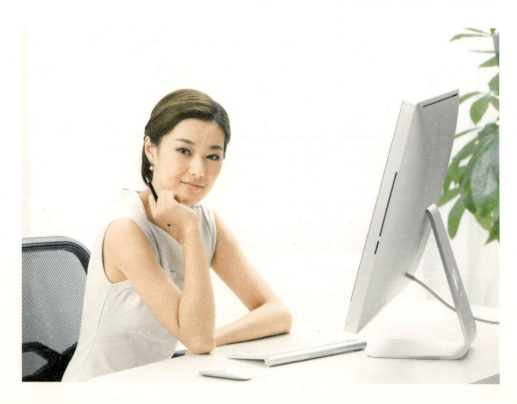

心血不能达到皮肤颜面，营养肌肤，而皮肤中的黑色素不能随着人体的正常新陈代谢排出去，从而导致废物逐步沉淀，色素堆积，长期如此，就形成了色斑。

脸色苍白，皮肤没有光泽，不夹杂血色，都是人们用来形容脸部病态的词语。这种脸色多跟体寒、气虚、血虚关系密切。血液不足，不能营养面部，就会脸色苍白；除此之外，阳气虚弱，不能温润体肤，也会导致脸色发白。

脾胃是先天之本，是营养物质的来源。如果脾胃功能健运，就会使气血旺盛，皮肤柔润；如果脾胃虚弱不能正常运化，那么营养物质就不能滋润我们的面部，表现为面部发黄。体寒是导致脾胃虚弱的原因之一。脾胃除了能消化营养物质以外，还能代谢水湿，所以脸色发黄可能是因为脾虚或者体内有湿寒气。

另外，还有些皮肤问题如局部长痘、油脂分泌过多、湿疹、过敏性皮炎等，都可能是体寒造成的。

不再拥有飘逸油亮的头发

头发是"血之余、肾之华"，与肝、脾、肾都有密切的关系。肝藏血，肝血充分，头发就能有充足的供血；脾主运化，负责把营养成分运输到全身，包括毛发；肾中精气是人体的根本，头发的生长、健康状态的维持都与肾密切相关。

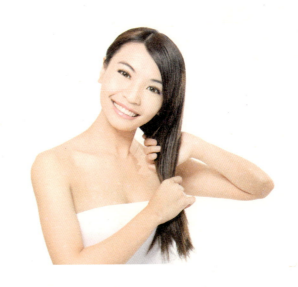

每天头发脱落的与生长的数目保持基本对等，这是正常的、平衡的状态，若持续大量脱发，头发越来越稀疏，就要警惕了，这可能是身体在报警。

体温低时，血液循环不畅，不能为头发输送营养和氧气，于是出现头发干枯、断发、脱发等现象。爱美是女人的天性，为了保护秀发，必须赶走体寒、拥抱温暖。

保持头发健康，要从根本上进行调理。首先，要保持均衡、规律的饮食，多吃粗粮，并保持充足的睡眠。同时，做好头发的护理。洗发时，冲洗要充分；不要湿着头发就睡觉，那样会影响气血运行；梳子的齿不要太密，容易损伤头发；不要频繁烫染头发；头发要避免太阳直射，以防损伤毛囊。

排毒不畅

女性对"排毒"这个词特别敏感，因为她们觉得，自己的皮肤问题都是毒素没能排出去引起的，这确实有道理。但是，什么原因导致毒素没排出去呢？

一般认为，排毒不畅是因为"肉吃多了""运动太少了""便秘了""忘记喝水了"……这些都没错，也是最常见的影响排毒的因素，但有一点最容易被忽视，就是一直被人们忽视的受寒，特别是腹腔、盆腔的受寒。

首先，我们要知道一个事实：腹腔、盆腔的血液占人体血流的70%左右，相当于人体的大血库。而且盆腔血管的血管壁薄、弹性小，所以流到这里的血液速度会减慢。这个时候，如果盆腔或者腹腔受凉，会导致血流的速度减慢。血流变慢了，毒素的清除速度自然也变慢了，毒素瘀积就在这个基础上发生了。所以，要想避免毒素对皮肤面容的影响，除了减少毒素的摄入，还需要确保身体不受寒，特别是不能让腹腔、盆腔受寒，以保证血流的通畅。

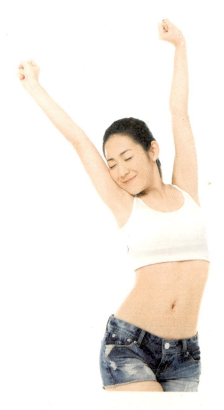

体寒会导致排毒不畅，从而导致水肿。所谓水肿就是水分过剩，体内多余的水分排不出去。水对身体来说是很重要的物质，但是如果太多了，就会造成体温下降，加重体寒。感冒的时候流鼻涕、睡觉着凉拉肚子，都是身体要把多余的水分排出体外的自调表现。

水肿不是四肢和躯干的"专利"，眼睑也可能发生水肿。我们全身的皮肤中最薄的是眼睑，其皮下组织也最疏松，因此很容易发生液体积聚，形成眼睑水肿。眼睑水肿分生理性和病理性两种。前者多发生在健康人身上，原因主要是晚上睡眠时枕头过低，影响面部血液回流；后者很可能是由局部和全身性疾病等引起的，如贫血、过敏性疾病、甲状腺功能低下等。

女性宫寒

不暖会引起女性一系列的问题。肚脐是女性易受风寒入侵的部位，现代女性若常穿露脐装、露腰装这类衣服，就会使身体受凉，导致女性宫寒。宫寒会干扰女性内分泌系统，部分女性可能会因此造成月经失调、痛经等妇科病症，严重时可能导致不孕。

女性宫寒，除了手脚冰凉、痛经外，还会造成性欲淡薄。同时，宫寒造成的瘀血导致白带增多，阴道内卫生环境不良，从而引发盆腔炎、子宫内膜异位症，导致月经病、带下病和不孕症。

女性在经期、孕期和产期等特殊生理时期，由于体虚更容易引起手脚冰凉。如果不及时加以预防，会导致精神不佳、身体畏寒。

对女性来说，不让盆腔受寒，首先是避免盆腔瘀血。如果做不到这一点，除了皮肤粗糙，还会出现黑眼圈等问题。

很多女性都会有如下症状：一是腹部的坠痛，严重时站久了就特别难受，在月经来之前特别明显；一是按摩腹部的时候，两侧明显疼痛，医生检查时稍微用力按就会喊疼。这些症状很容易被医生怀疑是腹腔有炎症，但做B超之类的检查时未必能发现异常。这种情况被医学上称为"盆腔瘀血综合征"。通过更为深入的检查会发现，患此病的人，其盆腔静脉的血流明显变缓，静脉也变得狭窄，最直接反映是出现黑眼圈。

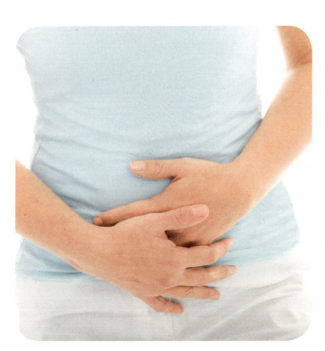

多注意一下这类人群还会发现，她们不管吃多少青菜、水果，仍旧便秘。出现这种情况，其实和盆腔的血流缓慢直接相关，因为结肠、直肠在盆腔中，若盆腔血液瘀滞了，将直接影响肠道的功能。

此类人群需要的排毒办法不是生硬地通便，而是保温，特别是腹腔、盆腔的保温。血液通畅了，妇科脏器和消化器官的功能恢复了，毒素自然会排出来，使子宫恢复健康状态，熊猫眼就不会缠着你了。

不暖带来的其他病痛

体寒对于女性的身体伤害非常大,会导致肌肤问题、头发干枯、排毒不畅、宫寒等,如果不及时调理,最终会导致身体出现各种各样的疾病。下面介绍体寒所导致的另外一些常见疾病,希望广大女性能够重视体寒这个问题,及时进行调理。

疼痛

头痛、腰痛、关节痛、神经痛、风湿痛等疼痛,经常会随着体寒出现。而这些疼痛在洗澡、桑拿或热敷后,基本都会减轻。

感冒、支气管炎等炎症

感冒也叫风寒,体寒的人抵抗力差、易受寒,故体寒的人更容易感冒。此外,某些炎症患者多伴有发热的症状。可以说,发热也是体寒的证明。

青光眼

青光眼会引起眼角疼痛和头痛,平时水分摄入过度和体寒的人容易"中招"。如果用来清洁水晶体的房水过多,不能及时排出,会导致眼压上升,造成青光眼。

瘀血

体寒会导致血管收缩,血液循环不畅,形成瘀血,其典型表现为痛经、月经不调和手脚冰凉。长期如此,会导致身体各器官功能低下,引起子宫肌瘤、子宫内膜异位症等。

自主神经失调症

体寒还容易出现心悸、出汗、腹泻、眩晕、耳鸣等症状,由自主神经支配的心、肺、汗腺、肠胃等器官出现的异常症状,叫作自主神经失调症。

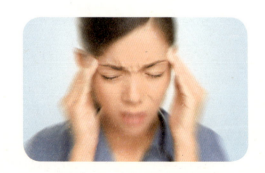

肠胃炎

腹部着凉会引起腹痛,并导致腹泻,"冷""水""痛"是相互关联的。所以,食用过多凉的饮料和食物,或睡觉时腹部着凉,均易导致腹痛、腹泻。体寒的人常腹痛,且容易伴有腹泻或溏便。

变态反应

身体出现变态反应的症状,像流眼泪、打喷嚏、流鼻涕、湿疹、肠炎,都是为了排出体内多余水分温暖身体而出现的反应。引起这些变态反应的其中一个很大的原因就是体寒。

梅尼埃病

很多因体寒导致水分代谢变差的人会出现梅尼埃病,其以眩晕、耳鸣为主要症状,伴有呕吐。这种状态下,新陈代谢过程会受阻,导致排尿不畅,水分滞留在体内。

子宫内膜增生

月经失调是子宫内膜增生的突出症状之一,体质偏寒的女性多阳虚,如过食寒凉,以致血气凝滞,寒从内生,影响胞宫功能,易致子宫内膜增生。

肥胖

现代人中,因过度摄取水分以及体寒导致的水肿型肥胖者所占比例较高,尤以女性肥胖者居多。体寒易造成血液循环变差,使远离心脏的部位脂肪堆积增加,时间长了,下身就胖了。

高血糖和高血脂

体温每下降1℃,身体代谢将会减弱12%。简单来说,体寒会阻碍血液中的糖类和中性脂肪的代谢,可以说,糖类和脂肪未被充分分解而残留下来,就导致了高血糖(糖尿病)和高血脂。

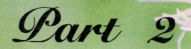

Part 2

暖养，
从改变生活方式开始

想成为美丽的"暖"女人，
就要从改变生活方式开始，
将暖养落实到每一个生活细节，
远离导致体寒的各种因素，
只有这样，才能让你健康有活力。

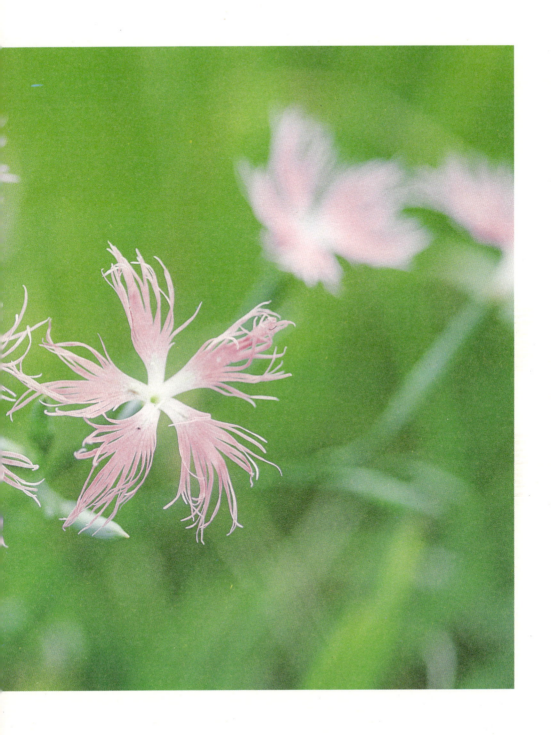

早晨起来须注意

俗话说"一日之际在于晨",对于暖养也是一样。早晨是阳气升发的时候,是暖养的最佳时机,下面一起来看看需要怎样做吧!

晨起要有3个半分钟

《黄帝内经》有言:"春三月,此谓发陈,天地俱生,夜卧早起,广步于庭,披发缓行。"意思就是说,阳春三月的时候,一切老的、陈旧的都要宣泄,万事万物欣欣向荣,我们要晚点睡觉、早点起床,在比较大的院落里舒适放松地缓慢行走。

这里强调了"早起切勿着急,做事要缓慢而行"的养生观念。现代生活体验也告诉我们,如果刚醒就急匆匆起床,往往会有眩晕现象,之后又急匆匆吃早餐、赶地铁,这些都有违中医养生早起的原则——"缓"。早餐起来,阳气尚弱,需要扶助,需要成全,"披发缓行"就是养阳,而"匆匆忙忙"只会使阳气有所衰弱,使阴邪趁虚而入。

也许我们没有办法做到"广步于庭,披发缓行",但是我们可以做到以下三个半分钟,这也是暖养第一道工序。经过这3个半分钟,可以减少脑缺血、心脏病、猝死、心肌梗死和脑卒中等病的患病率。

- ☑ **第一个半分钟**　不要马上起床,继续赖在床上躺半分钟。
- ☑ **第二个半分钟**　穿好衣服,坐在床上再休息半分钟。
- ☑ **第三个半分钟**　两条腿下垂在床沿活动半分钟。

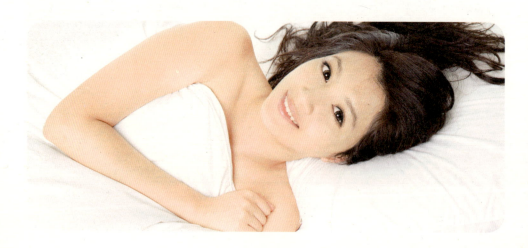

晨起后的第一杯水

　　健康的肌体必须保持水分的平衡，人在一天中应该饮用 7～8 杯水，特别是女性朋友，每天喝足够的水可以滋润肌肤，让皮肤变得更光滑，这也是暖养的重要步骤之一。清晨的第一杯水对于女性健康尤其重要。

晨起后第一杯水的作用

 补充水分

人体在夜晚睡觉时从排尿、皮肤代谢、呼吸挥发中消耗了大量的水分，晨起后处于一种生理性缺水的状态。一晚上人体流失的水分约为 450 毫升，晨起喝水可以补充身体代谢失去的水分。

 清醒大脑

起床后喝的水会很快被肠黏膜吸收进入血液，可有效地增加血容量，稀释血液，降低血液黏稠度，促进血液循环，防止心脏血管疾病的发生，还能让人的大脑迅速恢复清醒状态。

 防治便秘

清晨起床后饮水还能刺激胃肠的蠕动，湿润肠道，软化大便，促进大便的排泄，防治便秘。

 冲刷肠胃

早上起床后胃肠已经排空，这时喝水可以洗涤清洁肠胃，减轻胃酸对胃的刺激，使胃肠保持最佳的状态。

 美容养颜

晨起第一杯水宜是温水，因为早上起来阳气尚弱，一杯冰水无疑是在浇熄身体微弱的阳气，所以晨起一杯水以温开水为最佳，待十多分钟后再吃早餐。早上起床后为身体补水，让水分迅速输送至全身，有助于血液循环，还能帮助机体排出体内毒素，滋润肌肤，让皮肤水灵灵的。

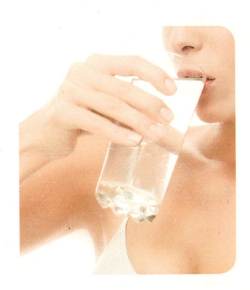

喝第一杯水有讲究

 宜选择温白开水

水的选择很多，最好选择温白开水，任何含盐、糖或其他食品添加剂的饮品，都不能起到白开水的保健功效。

 小口喝水润肠胃

早上喝水小口小口地喝，有助于水对胃肠道的滋润，唤醒沉睡了一夜的肠胃。

 大口喝水通便秘

若想有效缓解便秘的话，最好在喝第一杯水的时候大口大口地喝。大口喝水时，吞咽动作一定要快，只有这样，水才能尽快到达结肠，刺激肠蠕动，促进排便。

 第一杯水量要控制

晨起喝水不要一下子喝太多，以不超过200毫升为宜，有些人喝100毫升左右就足够了，喝多了反而会加重胃的负担。中医上也认为，晨起水喝多了，容易引起水湿内停，阻碍气机。

 胃病患者温开水中加片姜

胃病患者不适合多喝白开水，可以在白开水中泡几片姜，对于胃寒有很好的效果，同时姜水还能配合清晨阳气的升发。

 必须是空腹喝

清晨喝水必须是空腹喝，也就是在吃早餐之前喝水，否则就起不到促进血液循环、冲刷肠胃等效果。

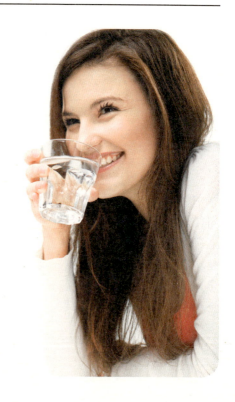

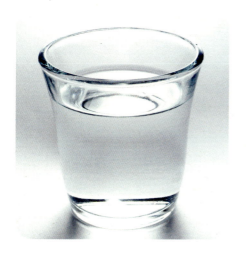
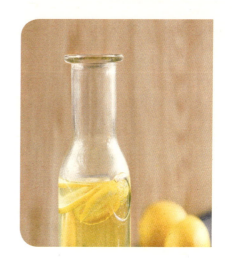

第一杯水怎样选择

- ☑ **温开水** 第一杯水选择与室温相同的开水最佳,天冷时可喝温开水,以尽量减少对胃肠的刺激。煮沸后冷却至20～25℃的白开水,具有特异的生物活性,易透过细胞膜,并能促进新陈代谢,增强人体的免疫功能。

- ☑ **蜂蜜水** 人经过一夜睡眠后,体内大部分水分已被排泄和吸收,这时空腹饮一杯蜂蜜水,既可补充水分又可增加营养,且口感佳,会让你逐渐爱上晨起喝一杯水。

- ☑ **柠檬水** 柠檬水不仅是身体最好的酸碱中和剂,还能起到清除宿便、排除毒素的功效。此外,它也能帮你改善口气。

- ☒ **鲜榨果汁** 加重肠胃负担,不利于身体健康,早起忌喝果汁。

- ☒ **牛奶** 空腹喝牛奶会造成营养白白流失,因此牛奶不能作为早上第一杯饮品的选择。

- ☒ **淡盐水** 人在整夜睡眠中滴水未饮,但呼吸、排汗、泌尿却仍在进行中,这些生理活动要消耗许多水分。喝盐水会加重高渗性脱水,令人更加口渴。此外,早晨是人体血压升高的第一个高峰,喝盐水会使血压更高。

- ☒ **可乐等饮料** 汽水和可乐等碳酸饮料中大多含有柠檬酸,在代谢中会加速钙的排泄,降低血液中钙的含量,长期饮用会导致缺钙。

- ☒ **冰水或沸水** 过冷或过烫的水都会刺激肠胃,引起肠胃不适,造成体内胀气。

晨起洗脸增强免疫力

早上是阳气升发的时候，所以要做好保温措施，但是保温并不意味着不接触寒冷，因为适度的寒冷可以增强机体免疫力，让机体更好地适应温度的变化。晨起洗脸用冷水有以下几个方面的好处。

1 预防感冒
用冷水洗脸可以增强人的免疫能力，有效地预防感冒、鼻炎的发生，且冷水洗脸对神经衰弱和神经性头痛患者也有非常大的帮助。

2 增强皮肤弹性
冷水洗脸有美容的功效。肌肤由于冷水的刺激可以有效地改善面部的血液循环，还可以增强皮肤的弹性，减轻或消除面部皱纹。

3 提神醒脑
用冷水洗脸可以起到提神作用，让你的头脑更加清醒，如果能够结合按摩耳郭以及太阳、印堂、颊车等穴位，效果更好。

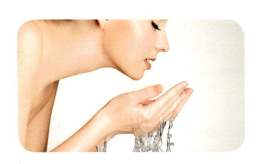

需要注意的是，早上适合用纯粹的冷水洗脸，但晚上则宜采用温水和冷水交替的方法洗脸。因为尘土、化妆品或者皮肤分泌的油脂等都宜用热水才能洗净，正确的洗脸方法应该为：温水清洗面部→涂抹清洁剂→用温水将清洁剂洗去→用冷水冲洗面部。采用这种温水和冷水交替的方法，不仅能达到清洁皮肤的目的，而且通过水温的冷热变换，可使皮肤浅表血管扩张和收缩，增强皮肤的呼吸，促进面部的血液循环。

护肤小贴士

洗脸水中添加一些辅料能达到意想不到的护肤效果。

1. 加米醋
抑制皮肤细菌滋生，防止痘痘生成。醋本身就能改变皮肤的酸碱度，软化皮肤的角质层，抑制细菌滋生，减少感染性皮肤病的发生。长期使用可增加皮肤细胞的水分和营养，恢复皮肤的光泽和弹性。
方法：醋与水的比例为1∶20，在一盆洗脸水里滴7～10滴即可。

2. 加绿茶

收敛肌肤、抗辐射。绿茶的茶多酚有抗氧化作用,可防止肌肤衰老。绿茶的鞣酸可抑制皮肤色素沉着,减少变态反应的发生,也可以缓解皮肤干燥。

方法:取一袋袋装绿茶或2克绿茶,放在茶壶里用2升水煮成茶水,待茶水变温洗脸。

---

3. 加食盐

用食盐水洗脸有去除角质、收敛肌肤、安抚潮红肌肤的作用,还能清除皮肤的油脂。恼人的"黑头"用食盐轻轻摩擦也能去除;油性皮肤使用后,一星期左右,面部皮肤便会变得鲜嫩、透明。

方法:在一盆洗脸水里加2小勺食盐即可。

---

4. 加蜂蜜

抗衰老、防干燥。蜂蜜含有大量能被人体吸收的氨基酸、酶、激素、维生素及糖类成分,能促进皮肤创面的愈合,抗衰老,防止皮肤干燥。

方法:中干性肌肤的人,可将2~3滴蜂蜜加到洗脸水中,洗脸时沾湿整个面部再轻轻拍打,按摩面部几分钟。油性皮肤的人不适合用蜂蜜水洗脸。

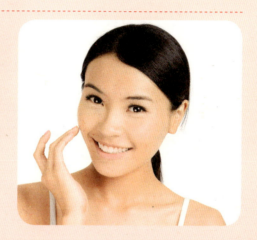

---

5. 淘米水

去油脂、润肤。用淘米水洗脸,润肤的效果特别好,因为米表面含有钾成分,特别适合面部清洁,而且性质温和,不刺激皮肤,尤其适合长青春痘、毛孔粗大的油质性皮肤者。

方法:直接将当天的淘米水加热后使用。

---

6. 加白糖

去角质、淡化痘印。白糖中含有丰富的维生素B_1、维生素B_2、维生素B_6及维生素C,可以去除角质,加速皮肤新陈代谢,是一种天然的美白产品。

方法:洗完脸后取适量白糖在手上加点水溶化开来,然后沾在脸上按摩1分钟左右即可冲掉。

早上不宜洗澡

《黄帝内经》有言："阳气者，一日而主外，平旦人气生，日中而阳气隆，日西而阳气已虚。"所谓"平旦"，就是太阳出现在地平线的时候。这时，正是人体的阳气初生之时，因为初生所以相对较弱，需要引导和爱护，而早上洗澡，无疑是对刚刚复苏的阳气的伤害。

其实，不光是不提倡早上洗澡，中国传统也有"频繁洗澡会伤阳气"的说法。因为洗澡之后不可能待在恒温的环境中，多多少少会有受凉的问题，而受凉是对阳气最大的损伤，故频繁洗澡多伤阳气，对身体有害而无益。过去"坐月子"不提倡洗澡、洗头也是出于这一方面的考虑。

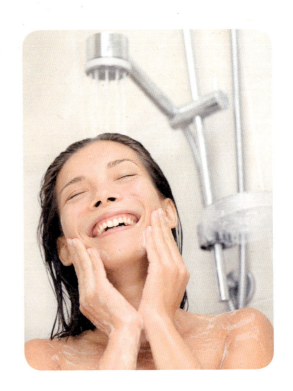

Tips 小贴士

● 以下几种情况均不宜洗澡

☒ **血压过低时不宜洗澡**　洗澡时水温较高，可使人的血管扩张，低血压的人容易发生虚脱。

☒ **酒后不宜洗澡**　酒后洗澡，血糖得不到及时补充，容易发生头晕、眼花、全身无力，严重时还可能发生低血糖，乃至昏迷。

☒ **饱餐后或饥饿时不宜洗澡**　饱餐后全身皮表血管被热水刺激而扩张，较多的血液流向体表，腹腔血液供应相对减少，会影响消化吸收；饥饿时洗澡易引起低血糖，甚至虚脱、昏倒。

☒ **劳动后不宜立即洗澡**　无论是体力劳动还是脑力劳动后，均应休息片刻再洗澡，否则容易引起心脏、脑部供血不足，甚至发生晕厥。

晒晒太阳好处多

早起晒太阳能够扩张血管,加快血液流通,促进体内新陈代谢。经常晒太阳,可以获得更多的阳气,使身体将吸收到的阳气以最快的速度运送到全身,改善女人体寒症状。

多晒太阳还有以下许多好处:

☑ **防抑郁**　日光照射会使人产生一系列生理变化,人体肾上腺素、甲状腺素以及性腺素分泌水平都会有所提升,这将有效改善情绪低落、精神抑郁等不良心理。

☑ **防骨质疏松**　充足的光照会对维生素 D 的生成及钙质吸收起到非常关键的作用。一旦缺乏维生素 D,人体对钙质的吸收不足,会导致人体的骨骼酥脆,稍不注意就会骨折。

☑ **有助于杀菌**　阳光中的紫外线是一种天然消毒剂,它能杀死多种呼吸道传染病的病原体,如流感病毒、麻疹病毒、脑膜炎双球菌等。

☑ **晒头顶补钙生发**　太阳晒过头顶,能充分促进钙质的吸收,促进毛发生长。

☑ **晒后背脾胃和**　经常晒晒后背,能驱除脾胃寒气,有助于改善消化功能。此外,晒后背还能疏通背部经络,对心肺健康大有裨益。

☑ **晒双腿不抽筋**　多晒晒双腿能驱除腿部寒气,有效缓解小腿抽筋,而且能加速腿部钙质吸收。患有风湿性关节炎的人,多晒太阳还能活化血脉,对缓解病情起到辅助治疗作用。

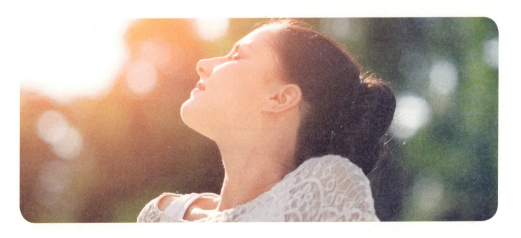

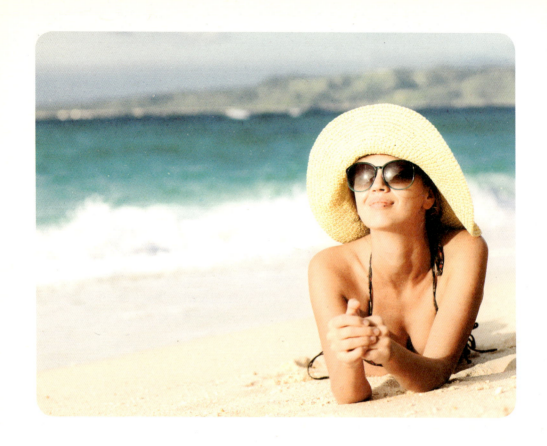

  每天有两个时间段最适合晒太阳，一个是上午 6 时到 10 时，此时红外线较强，紫外线偏弱，可以活血化瘀；另一个是下午 4 时到 5 时，此时紫外线较强，能加速肠道内钙、磷的吸收，增强体质，促进骨骼正常钙化。而每天上午 10 时至下午 4 时之间，阳光中的紫外线最强，此时不要长时间晒太阳，以免对皮肤造成伤害。每天最好坚持晒太阳 30～60 分钟；晒太阳时最好穿红色衣衫，其次是白色，不宜穿黑色。

  虽然晒太阳好处多多，但当皮肤长时间暴露在高温照射之下，很容易造成皮肤的损伤，产生下面的皮肤问题。

☒ **晒伤皮肤**　长时间的暴晒会引起皮肤急性红肿，严重的还会形成水疱。

☒ **光老化**　光老化是皮肤老化的一种，是由于皮肤长时间受到日光照射所引起的损害，主要表现为皮肤粗糙、增厚、松弛，严重的还会产生深而粗的皱纹。

☒ **晒黑和色斑形成**　皮肤经过太阳照射之后很容易变黑，还会出现各种色斑，这些都是由于吸收太阳紫外线中的 UVA 引起的。

所以，在晒太阳的时候要注意防晒，涂抹合适的防晒霜，以保护皮肤。下面是防晒霜的选择注意事项，可以帮你选择出最适合的防晒产品。

 看成分

物理防晒剂：通过物理折射、反射光线而达到防晒的效果，常见的组成成分有氧化锌和二氧化钛。

化学防晒剂：吸收紫外线，并通过化学反应将光能转化为皮肤表面的一种热能而释放出去，常见的组成成分有桂皮酸盐（OMC）、奥克立林（OCT）、羟苯并唑等。

物理＋化学防晒剂：综合以上两种防晒剂的特点，市场上大多数防晒产品都采用物理防晒剂＋化学防晒剂相结合的配方。

 看油分

油性肌肤易出油，宜选择渗透力强的防晒品；干性肌肤皮肤较干燥，应选择水润度高的防晒霜。混合型肌肤应根据自身偏向保湿效果还是防晒效果来选择。

 看SPF值、PA值

SPF是防UVB能力（防晒红），即不涂抹产品时，在太阳下晒15分钟就会发红，涂了SPF15防晒霜后，在太阳下晒225分钟后才会出现皮肤发红。

PA是防UVA能力（防晒黑），同SPF。日常护理、外出购物、逛街可选用SPF5～8的防晒用品，外出游玩时可选用SPF5～10的防晒用品。

 不要临出门时才涂防晒霜

防晒霜需要一定时间才能被肌肤吸收。出门前10～20分钟应涂防晒霜，而去海滩前30分钟就应涂好。

 防晒霜隔年不能再用

防晒霜成分稳定性差，易被空气和阳光分解，因此防晒霜放置久了应替换，不能再使用。

 涂抹防晒霜有诀窍

涂抹防晒霜的手法应是自上而下顺着毛孔，以形成表层覆盖，而不是过多地划圈或逆势，那样只会将防晒霜成分推入毛孔，既堵塞毛孔又浪费。

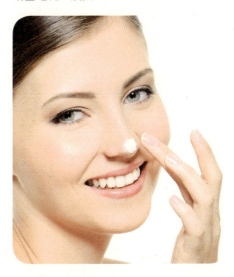

四季穿衣须注意

在四季变换的过程中,我们应该根据季节注意增添衣物,保证身体一直暖暖的。穿得多或穿得少,都是暖养的大忌。

春季穿衣

春天天气慢慢地变暖,衣服也要慢慢地减少,不要突然减掉。千万不要因为温度骤然上升就马上脱掉大衣换上单衣。春天要捂着点,因为春天风邪比较盛。首先是为了防风,其次要助其发散。多穿一点,宁可捂出汗来,也不要冻着。如果过早地脱掉厚衣服,那么春寒料峭,里面又夹着风,毛孔被风寒之邪侵入,容易让寒气侵入体内。

"捂"依各人体质而有所不同,老人或体质偏寒者可多"捂"几天,而体热的人则可以少"捂"几天,具体标准可以综合依气温和个人感觉两方面考虑。首先看温度,通常来说,15℃是一个临界值。低于这个气温时,最好继续"忍受"一下厚重衣物带来的不便;而当超过这个温度时,则可以考虑脱点衣服了,否则"捂"得过度反而会使人上火、血压升高,也可能因热伤风而患上感冒。如果气温升幅不大就尽量少脱衣。

风是无形之物。有时候,很多人被风邪伤身后仍浑然不觉。"春伤于风,夏必飧泄",夏天常常拉肚子,往往还痛一阵、泻一阵,泻完肚子就不痛了,这就叫飧泄。这是因为风邪在肠胃里边扰动,食物还没来得及消化就被风搅出来了。不要以为这是夏天得的病,殊不知此病在春天已埋下伏笔,只不过到了夏天阳气走表、腹中虚寒的时候,它才趁虚作乱表现出来。

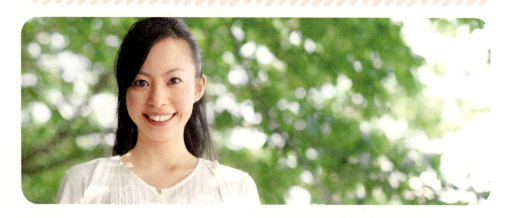

夏季穿衣

酷暑季节，"简单、凉爽、美观、能保护皮肤"是着装所要遵循的原则。要想穿出健康，就要穿着适当，并注意选择衣料，少穿紧身衣，以利身体内排出的汗气散发。要勤于换衣，防止衣物被汗液浸湿，滋生细菌。

夏季天气炎热，不少人认为穿得越少越透就越凉快，但是在气温接近或超过37℃的盛夏酷暑之日，皮肤不但不能散热，反而会从外界环境中吸收热量。从这个意义上说，越是暑热难熬之时，越不能穿得少而透。

另外，夏季穿衣是否凉爽与衣料的吸湿性关系很大。据测定，气温在24℃，相对湿度在60%左右时，蚕丝品的吸湿率为10%，棉织品约为8%，合成纤维的吸湿率较差，一般不到3%。因此，真丝衣服、棉布及纱绸很适合做夏季的衣服。

夏天的昼夜温差较大，尤其是早上太阳还没升起，晚上太阳完全落下去的时候，这时女生们最好在短袖或裙子外加上一件外套，防止温度变化引起感冒。夏天出汗比较多，也要勤换衣服。

此外，夏天人体内湿热之毒非常盛，要少吃菠菜、苋菜一类收涩性的食物。如果吃了较多收涩性的食物，然后被太阳一晒，体外的热毒跟体内的热毒交相呼应，就会患日光性皮炎，一晒太阳皮肤就易发红、起疹子，或痒或痛。虽然夏天很热，但最好每天只洗一次澡。

夏季天气炎热，人体新陈代谢旺盛，出汗较多，如果排汗不畅，容易引起皮疹、皮肤感染等，因此，专家指出，夏天应选择宽松、吸汗的衣服。尤其居家不必讲究，可以尽量选择凉爽宽大的衣服，衣服的质地最好是棉质的，不仅柔软、透气，而且吸汗性强。色彩上，可以选择清爽宜人的颜色，如白色、淡黄色、淡粉色、浅绿色、湖蓝色、瓦灰色、银灰色等。

夏季睡觉时最好穿上睡衣，不仅吸汗，同时还可以防止受凉。虽然人体皮肤的温度不断变化，以保持身体的恒温，但人体的腹部和胸部的皮肤温度几乎固定不变，所以即使是热得难以入睡的晚上，也常有不少人因受凉而发生腹痛、腹泻或其他肠胃、呼吸道和心血管系统疾病。专家提醒，晚上睡觉时一定不要袒露胸背，实在太热时也要护好腹部，以免"风邪"入内，祸及脏腑。

秋季穿衣

适当的"秋冻",或者说是耐寒锻炼,可以提高皮肤和鼻黏膜的耐寒能力,这对安然度过寒冬是大有好处的。尤其是在初秋时节,除早晚天凉和冷空气入侵时需要添衣保暖外,在余暑未消的白天,还是应该顺应冷暖、及时增减。

到了秋天,天气慢慢变冷,衣服也要慢慢添加。秋天冻一冻,会促进皮肤毛孔的收缩,但秋冻也有一个原则,仅仅限于冻上半身,不要冻下半身,下半身冻了可能会伤肝肾。秋天一旦温度下降,就要马上注意下体保暖。

"上薄下厚",是针对和心脏距离远的下肢而言的。下肢与心脏距离远,这里的血液供应就不及上身,特别是对于不喜欢运动的人来说,其心脏的功能未被充分开发,其下肢肯定经常是冷的,他会经常抱怨,"腰以下常年不温""双脚一个冬天都没暖和过"。

秋款毛衣不能太厚,太厚的毛衣会带来不必要的热量,使身体对寒冷的抵抗进一步减弱,让冬日的穿着只能无限臃肿,非常不舒服且影响行动。款式上自然要时尚一些,可单穿亦可作为打底。因为要贴近皮肤,棉质的面料更加柔软舒适。

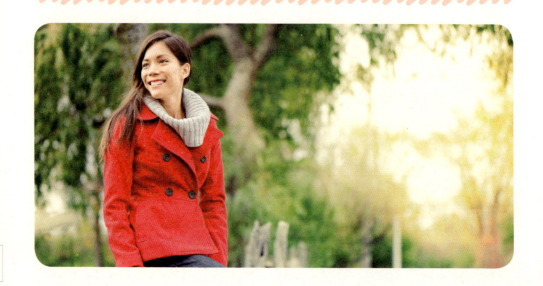

冬季穿衣

冬季穿衣的三层原则，从内到外依序是：排汗层→保暖层→防风层。一般来说，排汗层是排汗内衣或者速干T恤，保暖层是抓绒衣，防风层是冲锋衣或羽绒服。三层的合理搭配可以满足绝大多数户外出行活动需求，保证身体温度。

1 材质

内薄软、中保暖、外防风。衣物本身并不产热，而是通过缓冲冷空气和体表热空气间的对流保存热量，如果内衣穿得过厚，不仅不舒适，还会增加内衣里的空气对流，使保暖性下降，因此内衣应以薄、软的棉织材质为主。中层衣服不和皮肤接触，属于保暖层，吸湿性要强，羊毛、羊绒、纯棉材质最合适。外衣以防风为主，面料要致密，不宜穿着毛线编织的外套。

2 款式

内贴身、中宽松、外收口。冬季干燥，皮肤敏感，因此内衣要贴身、柔软、没有刺激性，但要注意，保暖内衣容易产生静电，减少皮肤水分，因此不可贴身穿，以免引起皮肤瘙痒。中层衣服不要过紧，要适度宽松，否则不但不利于保暖，还会影响人体的体温调节功能，减弱御寒能力。过度宽松肥大的衣服容易钻风，让冷空气趁虚而入，影响局部保暖，因此外衣的领口、袖口、脚踝等处最好有收口设计。

3 部位

顾两头、腿要厚、腰别露。两头指的是头和脚，人体热量大部分从头部散发，所以出门要戴上帽子，最好能遮住额头，风大时可以选择防风的皮帽。颈部受寒可能引发血管收缩和颈部肌肉痉挛，所以要戴围巾或穿高领衫，不要让脖颈后暴露在外。腿部是冬季保暖的重中之重，如果下肢保暖做得好，全身都会觉得暖和，这也是建议老人穿衣"上装要薄，下装要厚"的原因。建议深冬以后穿羊毛裤保暖，爱美女士尽量少穿裙子，减少双腿裸露的时间，必要时可戴上护膝，保证关节保暖。腰部双肾附近最怕风寒侵袭，尤其是女性，腰部受寒会引起气滞血瘀，影响生殖功能，因此穿衣要注意腰部的遮盖，上衣一定要盖过腰部，少穿低腰裤。

这些部位须保暖

我们身体的一些部位很容易受到寒气的侵袭,所以平时一定要注意好好保暖,不能掉以轻心。

头部保暖

由于头部与人体热平衡的关系非常密切,寒冬季节若不注意保护头部,身体的热量会很快从头部散发出去,以至损害人的阳气,消耗机体的能量。所以头部长期暴露在外、不加保护、接受寒冷的刺激,会使头部血管收缩、肌肉紧张,引起高血压、脑出血、血管神经性头痛、伤风感冒、面神经麻痹等病症。

"虚人最怕脑后风",采取必要的头部防寒保暖措施,尤其是体弱之人更要预防风寒侵袭头部,以免引发心脑血管病和偏头疼等。对高血压病人来说,寒冷的天气使血管收缩得更为厉害,随之而来血压也更易升高,诱发心脑血管疾病的概率大大增加。

冬季每天外出时一定要戴上帽子;晚上睡觉时,应关闭好门窗;睡觉时头部应远离风口处;洗头发时,水的温度最好保持在35℃以上,洗后应立即用电吹风吹干,切忌在头发还是湿的状态下外出吹风。

"春季寒头暖脚,夏季再热不倒",春季头部不应过于捂着,应保持适宜的低温,而脚部则应注意保暖,这种养生之道很利于以后三个季节的身体健康。头部是阳气汇集之所,

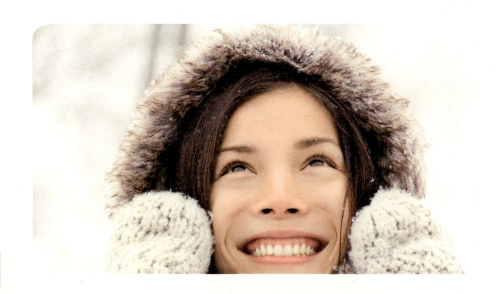

温度偏高可能引发疾病。适当寒冷可以刺激头部血管及神经,有助于保持大脑清醒,在一定程度上可起到保健作用。而脚离心脏最远,热量到达较慢,最易受到寒邪侵袭,因此要主要保暖。

脸部保暖

冬季从温暖的环境中走出时,戴上口罩是保护脸部皮肤的有效方法,脸上保留的温度可以在冷空气中缓缓释放,也可以给皮肤一定的适应时间。但由于冬季的皮肤比较干燥,很容易受伤,所以口罩一定要保证柔软、干净,以防划破皮肤以及细菌的侵入。

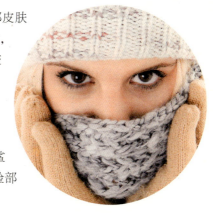

在冬季一定要给肌肤穿好油脂保温衣,油脂成分具有保湿和保温的双重功效,所以选择含有维生素E、角鲨烷和甘油等油脂保湿成分的护肤产品,能在有效调节脸部皮肤表面温差的同时锁住肌肤水分。

肩颈保暖

脖子后面有三个易受风的要穴,身体感受到的风寒很多都是从这些部位进入的。急性的受风可以引起感冒发热,慢性的则会导致颈椎病。即便是夏天,如果久处空调房,同时颈部后面正对着空调,引起的问题不仅仅是颈椎病,很多人会产生神经性头疼、后背疼、肩膀疼,而且经久不愈,这也多由颈部受凉引起的。受凉后,颈部的肌肉痉挛,与之相关的部位就会被牵扯而疼痛。所以,冬天围巾的作用比帽子重要。夏天久处于空调房时也要准备一个披肩类的东西,以保护颈部不受空调的危害,起到局部保暖的效果。

腹部保暖

腹部是全身最容易被寒邪击中的部位。我们的腹部比背部要柔软、薄弱得多。中医讲,"腹部为阴,背部为阳",而在属于阴的腹部中,肚脐周围又是"阴中之阴",也就是全身最怕受凉、最需要保暖的地方。

女性应该注重腹部的保护,因为腹部后面就是盆腔。盆腔的血管很多、很细,原本血液到这里就要减速,如果再受凉,血液运行不畅,会导致盆腔中的器官因为供血不足而形成盆腔瘀血。这种常规检查发现不了的病症,也称"盆腔瘀血综合征",是很多女性站久了就腰酸肚子坠、痛经、疲劳的主要病因。

夏天女性如果穿露脐装、低胸衫、低腰裤,还一直待在空调房里,寒气就容易趁虚而入,导致乳腺病、痛经也容易随之而来。

内衣外多穿一件贴身、柔软的背心，紧贴皮肤，可保暖腹部。上衣长度一定要遮住肚脐和腰部，尽量穿高腰裤。在空调房上班时，可以用薄毯盖住腹部，防止腹部受凉，也可以套一件外衣。冬季一定要穿秋衣裤，因为其保暖性能远远比单穿镂空或粗线毛衣好。若是十分惧寒冷的女性，也可以在腹部贴上暖宫贴。

腿部保暖

夏季尽量不要长时间待在空调房内，要做好低温环境下腿部的保暖，最好穿长裤或丝袜等来保护膝关节，避免其受凉；避免空调凉风直吹腿部，防止空调温度太低，以26℃为宜；在室内感觉有凉意时，要站起来适当活动四肢和躯体，也可以多按摩腿部，以加速血液循环和流动。

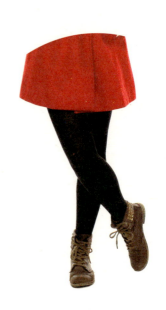

夏季穿裙子时尽量穿一条打底袜，夜间使用空调时最好能穿上丝袜，防止脚心受凉。此外，中午或夜间使用空调时，特别是老年人或幼童，宜穿上长袖睡衣和睡裤，盖上薄薄的空调被，防止腿部受凉。

秋季适当"秋冻"虽然可以增强耐寒能力，但"秋冻"只适宜在初秋暑热未消时。等到进入晚秋，尤其是寒露以后，气候明显下降，日夜温差变化大，常有强冷空气侵袭，就应增添秋衣秋裤；若觉得双腿冰凉，从户外回来后迟迟恢复不到正常温度就该穿上秋衣秋裤了；经常久坐或末梢循环不好的人，即使气温不是特别低，也会有双腿冰凉的感觉，这类人应马上穿秋裤、厚袜，并且每天睡前用热水泡脚15分钟。

个别人群需要提前穿秋裤，包括经期和孕期女性、老年人和关节炎患者、阳虚体质人群；经期女性要穿高腰秋裤，以免寒气入侵，导致月经紊乱、量少、色黑、血块、痛经等。孕期女性，抵抗力相对虚弱，若不注意下半身的保暖，会感染风寒，还易诱发其他疾病。老年人和关节炎患者，尤其是居住在气候寒湿地方的南方人更要早点穿秋裤。

秋裤要松紧适度，贴身但不紧身；面料以纯棉等植物纤维为宜；款式方面，最好在腹部、手肘、膝盖等处有加厚处理。此外，不建议用厚丝袜或紧身裤代替秋裤，因为前两种不仅保暖性能不强，还会影响下肢血液循环，加重腿凉症状。

脚部保暖

"诸病从寒起，寒从足下生"，双脚因远离心脏，血液供应较少，再加上脚表面脂肪层薄，保暖能力差，因此对寒冷非常敏感。

中医学认为，足部受寒邪势必影响内脏，可引起胃痛、腰腿痛、女子行经腰痛、月经不调等症。脚和五脏六腑中的肾关联很大，脚受寒的话，容易影响人的肾气、肾阳，很多女性不注重足部保暖，受到虚寒以后，就会患上老寒腿。

脚还与上呼吸道黏膜有着密切联系，脚一旦受寒就能反射性地引起上呼吸道黏膜收缩，抗病力下降，引起感冒等症，甚至还会诱发肢体部位的动脉痉挛、关节炎和其他风湿性疾病。

所以，经常保持双足的适当温度是预防疾病从脚底入侵必不可少的一环。一般健康人脚部的正常温度应该是：脚尖为22℃左右，脚掌的温度为28℃左右。如果过高或者过低时均属异常，即为病态。

如何保持脚部温暖呢？在冬天要多穿棉鞋，少穿皮鞋。因为棉鞋恒温保暖、柔软舒适，而皮鞋散热较快、质地较硬，不利于保暖。穿鞋前最好能将鞋子放在暖气旁热一热。

冬季鞋袜的尺寸要稍大些，让脚与鞋之间有一定空隙，利用空气的隔热作用，增强保暖性。鞋底要适当厚一些，因为鞋底厚的鞋防寒性能好。在冰天雪地里工作的人，应穿带毛的高腰皮鞋或长筒皮靴。有脚汗的人宜选用透气性较好的棉鞋和棉线袜，当袜子和鞋垫被汗浸湿后，要及时烤干，棉鞋内部也应常烘晾。

不管在家还是在单位，如果温差很大，最好都能各准备一套鞋袜，进出及时更换。如果鞋内比较潮湿，可以适当放入一点活性炭或竹炭，以吸纳鞋子内的湿气，以保持双脚清洁干爽。

穿袜子睡觉也是脚部保暖的一种方法，可防止夜间蹬被子后脚部受凉。在脱衣上床后，体温会有所降低，如果这时穿着袜子，可以使双脚保持一个比较高的温度，有利于快速入睡和提高睡眠质量。

睡前用热水泡脚。热水浴足能活血通络，兴奋副交感神经，起到镇静、催眠的作用。泡脚时可在水中加入艾蒿、老姜、肉桂等中药材，祛湿除寒。泡脚时要注意以下两点：一是温度不宜过高，一般来说40℃即可。特别是不少中老年人都有动脉硬化、供血不足的问题，双脚本来就常常感到冷、麻、酸、疼，如水温太高，反而造成脚部相对供血不足，使上述症状加重。二是泡脚时间不宜过长，一般保持在10～15分钟，否则很容易使脚跟部形成裂口。

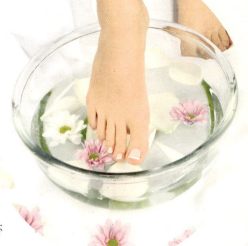

营养均衡才健康

一日三餐作为人体能量的来源，应予以认真对待。只有三餐吃好，营养均衡，人体才能得到充分的热量，保持身体暖暖的状态。

饮食的营养搭配原则

1 营养巧组合

埃及著名学者努福尔经过长期研究指出，蛋白质、糖类与脂肪对健康同等重要，缺一不可，关键在于将它们巧妙组合，即将富含油脂的食物与豆类蔬菜组合，尽量避免和米、面、土豆等富含糖类的食物同吃。这样既能增加养分摄入，又有利于减肥。

2 脂肪巧选择

完全不吃脂肪既不可能，又损害健康，兴利除弊的唯一办法是巧妙选择。据营养学家分析，脂肪分为三类：第一类脂肪可大量增加人体胆固醇含量，如各种畜肉及其制品、奶油与乳酪中的脂肪；第二类脂肪对人体胆固醇含量影响甚微，如鸡肉、蛋类和甲壳类动物脂肪；第三类脂肪能够降低胆固醇，如橄榄油、玉米油和大豆油等。显然，后两类脂肪是最佳的选择。

3 三餐怎样吃

人们常说"早吃好，午吃饱，晚吃少"，这一养生经验是有道理的。早餐不但要注意数量，还要讲究质量。主食一般吃含淀粉的食物，如馒头、豆包、玉米面窝头等，还要适当地增加一些含蛋白质丰富的食物，如牛奶、豆浆、鸡蛋等，使体内的血糖迅速升高到正常或超过正常标准，从而使人精神振奋，能精力充沛地工作学习。

午餐应适当多吃一些，而且质量要高。主食可选择如米饭、馒头、玉米面发糕、豆包等，副食要增加些富含蛋白质和脂肪的食物，如鱼类、肉类、蛋类、豆制品等，以及新鲜蔬菜，使体内血糖继续维持在高水平，以保证下午的工作和学习。

一般而言，多数人晚上血液循环较差，所以可以选些天然的热性食物来滋补，例如辣椒、咖喱、肉桂等皆可。寒性蔬菜如小黄瓜、菜瓜、冬瓜等晚上用量宜少些。晚餐尽量在晚上8点以前吃完，若是8点以后，任何食物对我们的消化系统都是不利的。

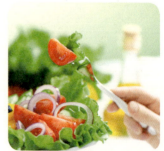

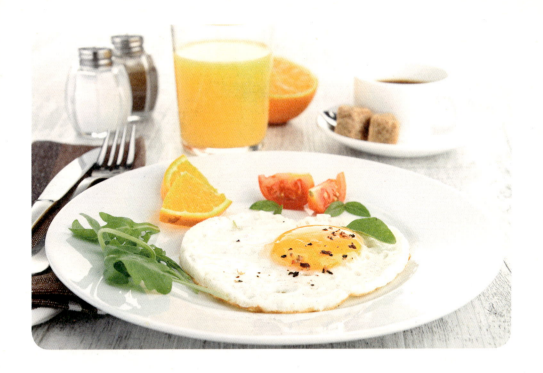

早餐这样吃

早餐是一天中最重要的一顿饭,每天吃一顿好的早餐,可使人长寿。早餐要吃好,是指早餐应吃一些营养价值高、少而精的食物。

人经过一夜的睡眠,前一天晚上进食的营养已基本耗完,早上只有及时地补充营养,才能满足上午工作、劳动和学习的需要。早餐应以易消化、纤维质高的食物为主,如此将成为一天精力的主要来源。一个人早晨起床后不吃早餐,血液黏稠度就会增高,且流动缓慢,天长日久会导致心脏病的发作。因此,早餐丰盛不但使人在一天的工作中都精力充沛,而且有益于心脏的健康。对上班族来讲,吃好早餐是干好工作的基本保证。

理想的早餐要掌握三个要素:就餐时间、营养量和主副食平衡搭配。

一般来说,起床后活动30分钟再吃早餐最为适宜,因为这时人的食欲最旺盛。早餐不但要注意数量,而且还要讲究质量。按成人计算,早餐的主食量应为150～200克,热量应为700千卡(约2928.8千焦)左右。当然从事不同劳动强度及不同年龄的人所需的热量也不尽相同。如小学生早餐需500千卡(约2092千焦)左右的热量,中学生则需600千卡(约2510.4千焦)左右的热量。就食量和热量而言,不同年龄段的人早餐应占一日总食量和总热量的30%为宜。主食一般应吃含淀粉的食物,如馒头、豆包、面包等,还要适当增加些富含蛋白质的食物,如牛奶、豆浆、鸡蛋等,再配以一些小菜。

午餐这样吃

"中午饱,一天饱。"午餐是人一日中最主要的一餐,其提供的热量应占人体每日所需总热量的40%。由于上午的工作和学习使体内热能消耗较大,午后还要继续工作和学习,因此,不同年龄、不同体力的人午餐热量应占他们每天所需总热量的40%。

主食根据三餐食量配比,应为150~200克,可在米饭、面食中任意选择。副食为240~360克,以满足人体对无机盐和维生素的需要。副食种类的选择很广泛,如肉类、蛋类、奶类、禽类、豆制品类、海产品类、蔬菜类等,按照科学配餐的原则挑选几种,相互搭配食用。一般宜选择50~100克的肉禽蛋类,50克豆制品,再配上200~250克蔬菜,使体内血糖维持在高水平,从而保证下午的工作和学习。

但是,中午要吃饱,不等于要暴食,一般吃到八九分饱就可以。毕竟午餐后,身体中的血液将集中到肠胃来帮助消化吸收,在此期间大脑处于缺血、缺氧状态。如果吃得过饱,就会延长大脑处于缺血、缺氧状态的时间,进而影响下午的工作效率。若是少劳力的工作人群,在选择午餐时可选一些简单的清爽茎类蔬菜、少许白豆腐、部分海产植物。

午餐吃水果的时间也有讲究。"饭前果"宜饭前半小时吃。饭前吃水果可以减少饥饿感,使人在肉类摄入总量上会有所控制。"饭后果"宜饭后2小时吃。很多人习惯饭后马上吃水果,其实这样无形之中增加了胃肠负担,对身体有害无益。准备一部分酸奶水果,在午休后2小时加餐,可以起到补充血糖、提神醒脑的作用。

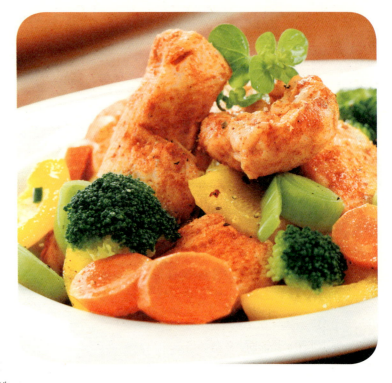

晚餐这样吃

晚餐不宜吃得太晚,也不宜吃得太饱,尤其不可吃宵夜。肠胃消化食物需要时间,因此应努力让自己在晚6点半左右吃上晚餐,最晚也别超过8点。如晚饭吃得太晚,胃肠得不到休息,胃黏膜便不能得到及时修复,久而久之可能增加患胃癌风险。进餐后4~5小时是人体的排钙高峰时段,如果晚餐吃得太晚,当排钙高峰到来时人们已经入睡,尿液不能及时排出,尿中大量的钙就会沉积下来,久而久之可能形成肾、输尿管、膀胱和尿道结石。

晚餐要吃得少,以清淡、容易消化为原则,至少要在就寝2个小时前进餐。如果晚餐吃得过多,并且进食大量含蛋白质和脂肪的食物,不容易消化也会影响睡眠。另外,人在夜间不活动,吃多了易导致营养过剩,也会导致肥胖,还可能使脂肪沉积到动脉血管壁上,导致心血管疾病。

晚餐应选择富含膳食纤维和糖类的食物。但是,晚餐是全家三餐中大家相聚共享天伦的一餐,所以对多数家庭来说,这一餐非常丰富,这种做法和健康理念有些相悖,因此应适当调整。晚餐时应有一道以上的生菜沙拉拼盘,内有各式芽菜。在吃芽菜时可用海苔卷将其包起,做些变化。主食与副食的量都可适量减少,以便到睡觉时处于空腹状态。

如果由于各种原因,无法按时吃饭,不得不在9点以后才吃的话,中医建议,最好选择谷物、豆类、奶类和水果类,这些食物脂肪含量低,消化吸收较为容易,不会给胃肠带来负担,如小米粥、热汤面、疙瘩汤等。

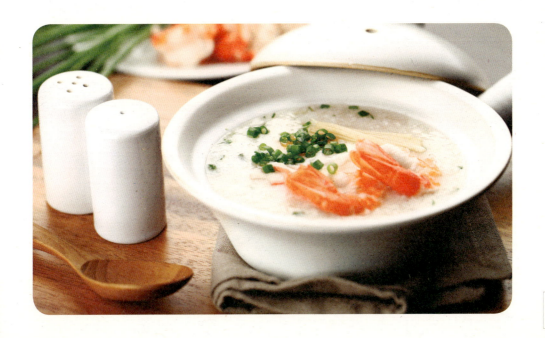

四季饮食的注意事项

四季气候不同，适合人体摄入的食物也各不相同。顺应季节的饮食，对于暖养有事半功倍的效果。

春季饮食原则

1 少食酸涩养脾气

中医认为，"春日宜省酸增甘，以养脾气"。这是因为春季为肝气旺盛之时，肝气旺则会影响脾，所以春季容易出现脾胃虚弱等病症；而多吃酸味的食物，会使肝功能偏亢进，故春季饮食调养宜选辛、甘、温之品，忌酸涩。饮食宜清淡可口，忌油腻、生冷及刺激性食物。此外，春季是蔬菜的淡季，但此季正是野菜、山菜上市的季节，可适当采摘食用，以补充一般蔬菜进食的不足。

2 多吃蔬果助抗菌

春天是由寒转暖的季节，气温变化较大，细菌、病毒等微生物活力加强，容易侵犯人体而致病，故在饮食上应摄取足够的维生素和无机盐。小白菜、油菜、西红柿等蔬菜，和柑橘、柠檬等水果富含维生素C，具有抗病毒作用；胡萝卜、苋菜等黄绿色蔬菜富含维生素A，具有保护和增强上呼吸道黏膜和呼吸器官上皮细胞的功能，可抵抗各种致病因素侵袭；芝麻、花菜等富含维生素E的食物可以提高人体免疫功能，增强机体的抗病能力。

3 增加蛋白质的摄入

我们经过一冬天的脂肪储备，在春天要减少脂肪的摄入，增加优质蛋白的摄入，适当多吃一些如豆类及其制品、鱼类等。春季饮食原则要"清淡平和"，同时注意选择具有"升发"作用的食材，使聚集一冬的内热发散出来。

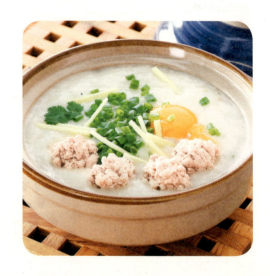

4 抓住时机补肝脏

我国传统中医养生"四季侧重"的原则认为，春季肝脏当令，养阳益肝是首要，以防肝脏瘀滞不畅，并提倡春季养肝食为先和以脏补脏的方法。结合这一养生特点，从现代营养学的角度来看，早春二月的膳食原则应该是高蛋白、高维生素、充足热量的均衡膳食。所谓高蛋白就是要根据个人的具体情况适当增加高蛋白质食物的摄入量。

夏季饮食原则

 夏天进餐宜定时

夏季要按时进餐，不能想吃就吃、不想吃就不吃，这样会打乱脾胃功能正常生理活动，使脾胃生理功能紊乱，导致发生胃病。同时，夏天还要多吃利水渗湿的食物，因为夏天酷热高温，湿气重且易侵入人体，若因为天热喜冷饮、饮水多，导致外湿入内，使水湿困脾，脾胃升降、运化功能产生障碍，就会积水。

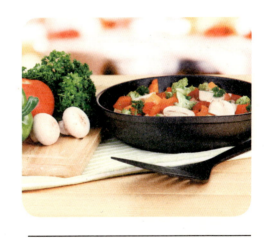

 夏天最宜清补

从养胃的角度来说，夏季饮食原则就是以清淡为主，夏季出汗多、喝水多，胃酸被冲淡，胃液分泌也相对减少，所以饮食宜选择温和、易消化的食物，过于辛辣、油腻的食物会加重肠胃负担，要尽量少吃。各种粥品、炖汤都是不错的选择，早晚食用可生津止渴，还能滋补身体。因为夏季肠胃功能欠佳，所以菜式选择要注意以增进食欲为主，清凉爽口的凉拌菜是不错的选择，适当加点醋，可起到开胃的作用。

 注意补充盐分和维生素

盛夏时节，人体大量排汗，盐分损失比较多，所以在补充水分的同时，要注意补充盐分。夏日应多吃黄瓜、西红柿、西瓜、豆类及其制品、动物肝脏、虾皮等，亦可饮用一些水果汁。另外还要注意补钾，人体在暑天出汗多，随汗液流失的钾离子也比较多，易造成人体低血钾现象，引起食欲不振、头昏头痛、倦怠无力等症状。预防缺钾最有效的方法是多吃含钾食物。

No.4 讲究饮食卫生

从防病的角度来说饮食要特别注意卫生，所谓病从口入，一定要把好饮食关。食物要经过彻底的清洗消毒，不吃腐败变质的食物，生熟食品分开存放，剩饭剩菜要彻底加热后食用，不去卫生条件差的小餐馆用餐，多吃葱、姜、蒜等杀菌食物，还要注意餐前洗手、餐具消毒等。

No.5 不可过食冷饮和饮料

天气炎热时，适量吃些冷饮或喝点儿饮料，能起到一定的解暑降温作用，但不可过食。因为很多饮品都是含糖类饮料，而糖类是天然的食欲抑制剂，可以很快被血液吸收，会让人觉得一下子饱了，就吃不下别的食物，从而形成恶性循环。此外，雪糕等冷饮是用牛奶、蛋粉、糖等材料制成，过食会使胃肠温度下降，引起不规则收缩，继而诱发腹痛、腹泻等病症。

秋季饮食原则

1. 多吃流质食物
中医古籍中有"秋气燥，宜以润其燥"的记载。秋季要多喝开水、淡茶、果汁饮料、豆浆、牛奶等流质饮品，以养阴润燥、弥补损失的阴津。

2. 多吃酸少吃辣
《黄帝内经》记载："肺主秋，用酸补之，辛泻之。"酸味收敛补肺，辛辣味发散泻肺。秋天饮食要多酸少辣，即要减少摄入韭菜、大蒜、葱、姜等辛辣的食物和调味品。

3. 多吃蔬果
要多吃新鲜的蔬菜和水果。秋燥伤人的津液，多吃性质寒凉的蔬菜和水果，有生津润燥、清热通便的功效。

4. 少吃煎炸食品
一定要少吃煎炸的食物，如炸鸡腿、炸里脊、炸鹌鹑等，这些食物会助燥伤阴、加重秋燥。

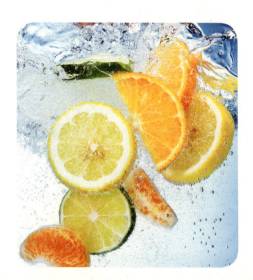

冬季饮食原则

No.1 冬季应防寒暖胃

胃溃疡的发病与季节有明显的相关性,秋末、冬季及早春是胃溃疡、慢性胃炎的高发季节。此外,受寒后也容易诱发胃痛。天气骤冷,大部分患者会感觉上腹不适,甚至腹痛加重。许多胃肠病患者属于"寒胃",即对寒冷的刺激特别敏感,动辄胃痛、腹泻,因此更要注意防寒保暖。此季节可以适当吃些温补食物或药物,以温胃健身。

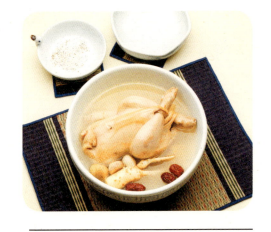

No.2 注重补充高热量、温性御寒食物

冬季要补足营养,多吃高热量、温热性食物,提高"胃阳"的抗寒能力。水果有龙眼、红枣、杏脯、荔枝、橘子、柚子等;肉类有牛肉、羊肉、鸡肉、狗肉、火腿等;蔬菜有胡椒、辣椒、大蒜、生姜、蘑菇、香葱、香菜、萝卜、黄花菜等。这些食物既能补充营养,又能保护"胃阳"不受寒邪侵害,吃后有暖胃效果。

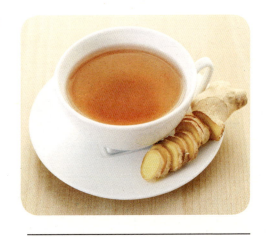

No.3 多吃滋润食品

经过夏热和秋燥的煎熬,胃内消耗了大量的阴津、阴液。冬季机体的阳气入内,体表毛孔闭合,致使胃内阳气较盛,若多食温热之品会破坏机体的阴阳平衡,故多吃滋润食品可有效维持胃的阴阳平衡。此季节宜吃苹果、胡萝卜、马蹄、梨、藕等蔬果。

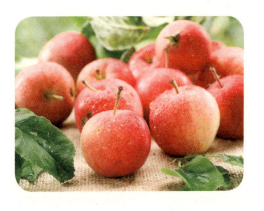

动一动身体暖

缺乏运动是造成体寒的原因之一。为了改善身体状况，平时还是要多动一动。四肢活动开了，身体的血液循环就会变好，身体自然就暖起来了。

步行上下班身体棒

利用上下班甩手大步走，收腹、抬头、挺胸、缩臀，步履尽量大，手也要随之甩动，做最大幅度的运动。

- ☑ 步行上下班，可以使心脏得到一定的锻炼，增强心肌功能，改善血液循环，同时促进胃液分泌，使早餐中的营养物质在体内加快消化和吸收。

- ☑ 步行上下班的人，心血管疾病、血栓性疾病、慢性运动系统疾病的发病率都明显低于乘车上下班的人。

- ☑ 步行上下班，可减轻紧张和压力，使大脑思维活动变得更清晰，提高工作效率。

- ☑ 步行上下班可帮助燃烧热量，利于减肥。

- ☑ 如果步行时能做到昂首远望，还有助于调整俯首工作时颈部所受的压力，可防治颈椎病。

- ☑ 如果步行同时配合自然的呼吸，使身体的各部位都在自由舒展的情况下活动，使身体的各部位都能得到匀称发展。

- ☑ 女性比男性患骨质疏松症的可能性更大，步行可使骨骼更加强健。经常步行，也可以使自己更加自信，自我感觉越来越好。

"站着说话不腰疼"

俗话说,站着说话不腰疼,这其实还真有些道理。站立时腹肌紧绷,腹腔压力增大,缓解了身体对脊柱的压力。很多人常说自己坐不住,坐一会儿就腰痛。这正是因为当人站立时,腹部的肌肉处于收缩状态,会使腹腔容积缩小,内容物不变,压力就会增大。如同一个打足了气的篮球上面可以站人一样,腹压增高后,我们的头部、上肢、躯干的部分重量可以直接通过腹腔向下传递至骨盆、下肢。而当我们坐着时,腹部肌肉是松弛的,身体的重量主要通过脊柱向下传递,如果脊柱或其周围肌肉出了问题,不能长时间承受这样大的重量,腰痛就难以避免了。

腰痛是长期缺乏运动、局部稳定肌萎缩无力所造成的,所以在办公室上班时可以采取"可站可坐"的灵活式办公,每天站立2小时左右,腰痛就能得到明显缓解。

游泳池里多动动

夏日,我们常常会约三五好友结伴去泳池游泳或去海边度假,但是要注意的是,在水里面的时候切忌不能光站立聊天而不运动。因为即使在盛夏,泳池或海水的温度也基本不会超过30℃,所以水里的温度其实是比人体温度低7～8℃。但是如果外头太阳热辣,上半身就会被晒得很热,不容易感受到水下的寒冷,这时如果一直站立不运动,下半身其实是凉的,体寒就会进一步恶化。

一直游泳,体力上难免跟不上,需要适当休息。这时候我们可以在水里慢慢地走动,或者干脆上岸,用毛巾把身上的水擦干,这样身体就不会变凉了。但是切记,下了水之后就必须多做运动,使身体产生热量才不致受寒。

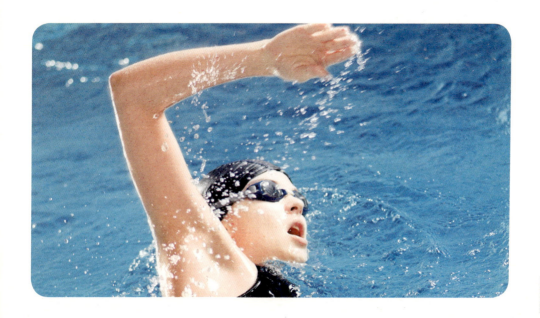

闺房布置须用心

阳光充足的闺房，会让整个人的心情都好很多，并且能保证闺房的温度。由此可见，闺房的布置也是暖养的重要步骤，下面一起来看一下吧！

房间朝向很重要

要让住宅的阳气充足，首先就是要让阳光照射进来，其次是要能挡住阴冷的风，只让温和的风吹进来。中国大部分地区处于北回归线以北，阳光始终都是由南向北照射。中国的气候为季风型，冬天从北方来的西伯利亚寒流十分阴冷，夏天从南方来的太平洋暖流却温暖宜人。所以房间朝向南方，不仅能照到充足的阳光，还能挡住冷风、通过暖风，从而令房间阳气充足。这也正是中国传统住宅喜欢坐北朝南的道理。

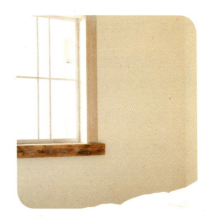

睡觉方向须注意

古代的医学家、养生学家认为，人的睡觉方向应该随春、夏、秋、冬四季的交替而改变，提倡"应四时所旺之气而卧"。唐代著名医学家孙思邈在《千金方》中说："凡人卧，春夏向东，秋冬向西。"意思是说春夏两季睡眠的方位宜头向东、脚朝西，秋冬两季则宜头向西、脚朝东，而不宜头向北卧。古人的这一主张还是有一定道理的。从季节上来看，春夏属阳，秋冬属阴；从方位上来讲，东方属阳，西方属阴。春夏之季阳气升发旺盛，秋冬之季阳气收敛潜藏而阴气盛，故春夏之季头向东卧是顺应阳气，秋冬之季头向西卧以顺应阴气，符合中医"春夏养阳，秋冬养阴"的养生原则，有利于健康地睡眠。

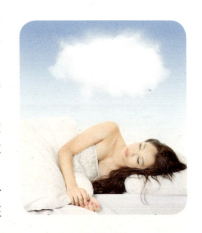

有调查发现，头朝北脚朝南睡觉的老年人其脑血栓形成发病数要高于其他睡觉方向的老年人，这也证实了头朝北的睡眠方向是不利于健康的。现代科学理论认为，地球是一个分南北两极的大磁场，人体也有一个带磁性和极性的小磁场，地球大磁场无时不对人体小磁场产生作用，随季节性的磁场变化而改变睡觉方向是顺乎自然物理规律的。还有一些古代的医学家、养生学家主张一年四季向东而卧，认为东方阳气升发，四季头朝东卧，则顺应东方升发的阳气。

床具摆设有讲究

床不宜摆放在外墙位置，尤其是外墙的墙角位置，而应该摆放在内墙边上。因为外墙与室外相邻，往往湿度高、温差大，人靠着外墙睡觉易吸收墙体湿气，引发感冒。内墙相对而言湿度较低，故床具应放在内墙边上。

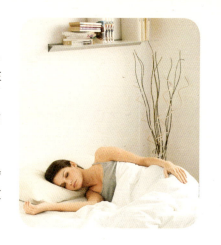

床面距离地面的最佳距离是 50 厘米左右，保持床底的空气流通，减少地面湿气，也是保持健康的重要因素。

床上用品要干净

家中被子、枕头以及布艺沙发套等家居配件在连续使用 1 个月左右就应当放置于太阳底下晾晒几个钟头，因为阳光是最环保也是最有效的杀菌剂。

当潮湿的"回南天"来袭，大家千万要记得紧闭家中的窗户，特别是关闭朝南和东南的窗户，不给窗外湿气任何潜入的机会。防潮的最重要时段是每天的早晨和晚上，这两段时间的空气湿度较午间更高，若不及时关上门窗，水汽将严重渗透至屋内的每个角落。另外，如果觉得门窗紧闭令室内空气无法流通，建议大家中午短时间开窗通风。

如今，超市里有不少专用的防潮除湿的干燥剂，最常见的是吸湿盒和除湿包两种类型。不少吸湿盒具有各种香味，如柠檬、薰衣草、甜橙等味道，可令室内飘香，适合放在客厅、房间、洗手间和厨房等日常生活的大空间里。当使用一段时间后，可以将吸湿盒里的物质取出，购买散装干燥剂装入盒中再次使用。

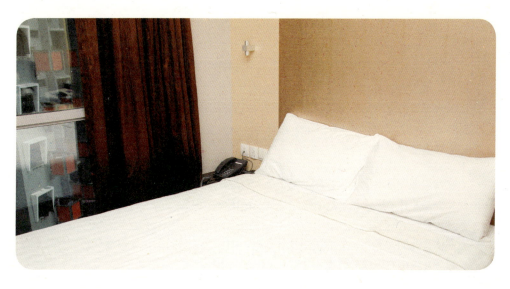

睡前准备助睡眠

好的睡眠是好体格的保证。只有睡得好，才能有良好的免疫力，抵御寒气，保持体温。那么为了睡一个好觉，我们需要准备些什么呢？

脱了胸罩进被窝

胸罩是女性必备的内衣，不仅可以给女性带来美的感觉，还能保护女性的乳房，但是胸罩不能全天不离身。有研究表明，女性戴胸罩时间越长，患上乳腺癌概率越大。

长时间穿戴胸罩会令女性的乳房受到长时间地束缚，使女性乳房部分的淋巴液流通不正常，妨碍血液循环，导致"压力性体寒"，手臂发麻，指尖变凉，在这种状态下人的睡眠质量也会有所下降。

过于盲目裸胸也是不好的，一些女性怕自己患上乳腺疾病，于是选择不戴胸罩了，这种做法是错误的。胸罩可以保护女性的乳房，防止外力擦伤和碰撞。

女性是要戴胸罩的，但是戴的时间最好不要超过8小时，入睡前脱了胸罩再进被窝有利于血液循环，身体放松，也更容易入睡。

双脚暖暖好入眠

当我们躺在床上准备入睡时，身体内部的热量就会释放出来，体温逐渐下降，进而入眠。但是如果入睡时四肢冰凉，热量散发不出去，人就会辗转难眠。通常这种情况下我们可以备一个热水袋，把脚捂热，也可以通过以下方式改善这一情况：

1. 睡前用热水局部泡手、脚，可以促进神经末梢的循环。

2. 洗完澡或是泡完热水澡，擦干后立刻穿上袜子保温。

3. 女性如果经常出现冬天脚冰冷的情况，可以用一个水桶里面装入热水加入适量米酒和少许姜片（热水和米酒的比例是1：1的比例）泡脚。

4. 在饮食方面，多吃一些加了姜片的食物，如鸡汤、鱼汤，其他如含有葱、蒜等辛香料的食物也有同样的效果。

放空大脑助入睡

你是否习惯躺在被窝里想事情，模拟各种可能发生的情况，或者试图寻找解决方法而一直进行大脑运动？这样的话会令你今夜难以入眠。因为大脑被迫处于亢奋状态，越来越精神，四肢越来越冰凉。当睡觉时间到了，应该抛下一切，放空大脑，这样才有助于睡眠。

1 睡前头脑里不要想未知的事情，可以想些愉快的事；不要让头脑塞满对过去痛苦的回忆或者悬而未决的问题。

2 听轻音乐入眠，清理自己的愤怒、委屈和妒忌等负面情绪；乐曲里如果有波浪拍打岸边的声音、海鸥的叫声，也能使人身心放松。

3 用热毛巾敷眼睛和后脖颈。热毛巾能促进血液循环，缓解紧张情绪。将热毛巾敷在眼睛上可以使身体得到放松，敷在脖颈上还能缓解肩膀的酸痛，促进入睡。

卧如弓的姿势利睡眠

"卧如弓"的睡眠体位与胎儿在母胎内的姿态几乎完全相同，这一姿态对婴儿出生后的生命活动颇有好处，也是最符合养生规律的睡眠最佳姿势。

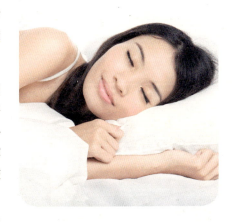

现代医学也讲究侧卧，且向右侧卧比向左侧卧更好，因为心脏是在左边的位置，胃肠道的开口都在右侧，肝脏也处于右侧的低位上。右侧卧的姿势可使心脏所受压力减小，有利于血液的搏出，使胃肠道内的食物通行正常，肝脏得到比较丰富的血液，所以，向右侧卧对体内的食物消化、吸收、血液循环的顺利运行和解毒、抗病等都有利。

采取"卧如弓"姿势入睡时，全身肌肉放松，处于最松弛也最原始的姿态，大脑也处于休息状态，有助于我们更快地入睡。

Part 3

食物暖养，
从源头驱寒暖身

食物的特性有寒有热，
吃不对的话容易"寒"从口入，
吃对了却能帮我们驱寒保暖。
那么应该如何利用食物来暖养自己，
摆脱寒证困扰呢？

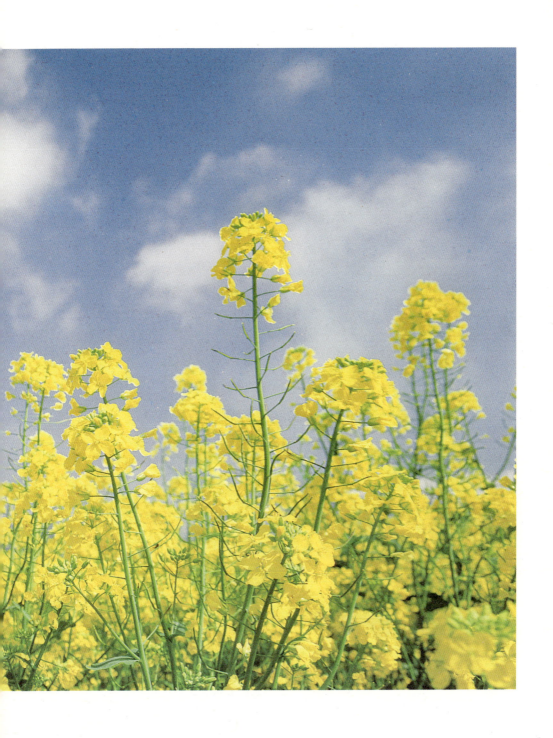

〔暖养食材大搜集〕

糙米

【性味归经】

性温,味甘。归胃、大肠经。

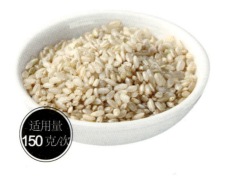

【暖养作用】

在缓解女人心脏气血不足方面,糙米具有很好的暖心暖养作用。现代研究还表明,常食糙米能改善青春痘、黑斑、皱纹、皮肤粗糙等皮肤问题,具有美容养颜作用。

【食用注意】

1. 患有骨质疏松症的中老年人如果过量食用糙米,会增加摄入膳食纤维,从而影响对钙质的吸收。
2. 患有胃病、肠道消化不良等疾病的中老年人多食糙米,有可能刺激肠胃,恶化病情。

薏米

【性味归经】

性凉,味甘、淡。归脾、胃、肺经。

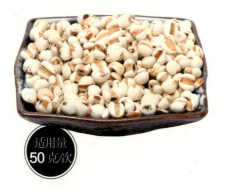

【暖养作用】

薏米中含有薏苡仁脂、赖氨酸等,可以降低血中胆固醇以及三酰甘油,使血液流通顺畅,尤其可以缓解女性气血不足,使女性身体暖起来,并可预防高脂血症、高血压等心血管疾病。

【食用注意】

1. 适合一般人食用,尤其适用于体弱、消化功能不良的人。
2. 便秘、尿多者及怀孕早期的妇女应忌食。
3. 薏米所含的糖类黏性较高,所以吃太多会妨碍消化,消化功能较弱的老弱病者应忌食。

玉米

【性味归经】
性平,味甘。归脾、肺经。

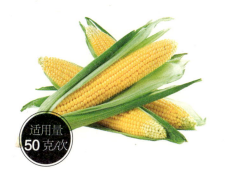

【暖养作用】
玉米富含膳食纤维,能促进肠蠕动,可调中健脾、利尿消肿,是上佳补脾之物,可有效缓解脾虚生寒,温补脾脏。并且,玉米还有防治高血压和清除自由基的暖养作用,对延缓衰老十分有益。

【食用注意】
1. 皮肤病患者忌食玉米。
2. 玉米发霉后能产生致癌物,所以发霉玉米绝不能食用。
3. 吃玉米时最好把玉米粒的胚尖全部吃下,因为玉米的许多营养都集中在这里。

燕麦

【性味归经】
性温,味甘。归脾、心经。

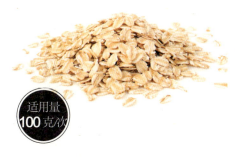

【暖养作用】
燕麦含有不饱和脂肪酸,能降低人体内的总胆固醇含量和低密度脂蛋白含量。燕麦还含有丰富的可溶性纤维素,可通过清理胆固醇来保持血管通畅,保证心脏气血流通,起到保暖心脏的作用。

【食用注意】
1. 燕麦多用来做粥,或用来做汤,还可制成保健品。
2. 燕麦一次不宜吃太多,否则会造成胃痉挛或是胀气。
3. 烹煮燕麦粥或饭时,最好的方法是将燕麦添加在大米中同煮,可避免胀气。

红豆

【性味归经】
性平,味甘、酸。归心、小肠经。

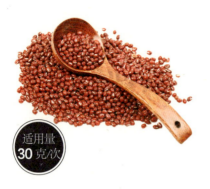

适用量 30克/次

【暖养作用】
红豆富含铁质,可使女人气色红润。多食用红豆,有补血、促进血液循环的效果,兼具补充经期营养、舒缓痛经的作用,非常适合"宫寒女"食用。常食可让女性感觉腹部暖暖的,远离宫寒的折磨。

【食用注意】
1. 经期、产后的女性适宜食用,但身体燥热、尿频的人不宜食用。
2. 食用红豆不宜过量,以免造成身体燥热。
3. 在制作红豆沙时,不应该去除红豆皮,以免红豆皮中的大量营养物质流失。

黄豆

【性味归经】
性平,味甘。归脾、大肠经。

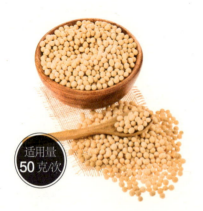

适用量 50克/次

【暖养作用】
黄豆含有丰富的蛋白质和多种人体必需的氨基酸,可以提高人体免疫力,帮助人体抵御寒气。黄豆还富含不饱和脂肪酸和大豆磷脂,有保持血管弹性、健脑和防止脂肪肝形成的作用。

【食用注意】
1. 有严重肝病、肾病、痛风、消化性溃疡、动脉硬化的人及低碘者等禁食。
2. 在食用黄豆时应将其煮熟、煮透,若食用半生不熟的黄豆,常会引起恶心、呕吐等症状。

板栗

【性味归经】
性温,味甘、平。归脾、胃、肾经。

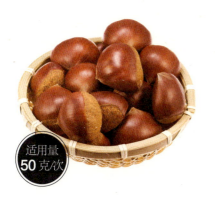

适用量 50克/次

【暖养作用】
板栗是补肾佳品,兼有健脾益气的暖养作用,尤其对肾虚患者有良好的疗效,适用于肾虚所致的腰膝酸软、腰脚不遂、小便多和脾肾虚寒。因此,肾虚者不妨多吃一些板栗,养肾暖肾。

【食用注意】
1. 脾胃虚弱、消化不好或患有风湿病的人不宜食用板栗。
2. 板栗不能一次大量吃,吃多了容易胀肚,每天只需吃6~7粒,坚持下去就能达到很好的滋补效果。

核桃

【性味归经】
性温,味甘。归肺、肾经。

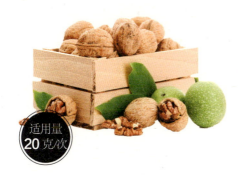

适用量 20克/次

【暖养作用】
核桃中富含亚油酸甘油脂、亚麻酸等,可以增强动脉血管的弹性,降低动脉硬化、高血压、心脏病等疾病发病率。并且,由于动脉血管弹性的增强,血液流通更加顺畅,可对心脏起到保暖作用。

【食用注意】
1. 吃核桃时,不要将核桃仁表面的褐色薄皮剥掉,这样会损失一部分营养。
2. 核桃仁油腻滑肠,泄泻者慎食;此外,核桃仁易生痰、动风、助火,痰热咳嗽及阴虚有热者忌食。

杏仁

【性味归经】
性温，味苦。归肺、脾、大肠经。

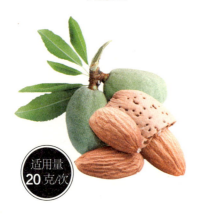

适用量 20克/次

【暖养作用】
杏仁含有丰富的黄酮类和多酚类成分，能够降低人体内胆固醇的含量。杏仁内还含有脂肪油与挥发油，可以改善女人心脏血液状况，有益于气血运行和血脉流畅，可滋养心脏，使心脏暖起来。

【食用注意】
1.产妇、幼儿、糖尿病患者不宜食用杏仁。
2.杏仁经温油炸制后，方可食用。将杏仁研磨制成饮料或浸泡水中数次后再吃，不但安全，还有益健康。

腰果

【性味归经】
性平，味甘。归脾、胃、肾经。

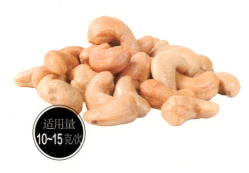

适用量 10~15克/次

【暖养作用】
腰果中的脂类成分主要是不饱和脂肪酸，有很好的软化血管的作用，可预防动脉硬化，对保护血管、防治心血管疾病大有益处。食用腰果具有行气活血的作用，使女人从内而外暖起来。腰果中还含有丰富的油脂，可以润肠通便、润肤美容、延缓衰老。

【食用注意】
1.因腰果含油脂丰富，故不适合胆功能严重不良者食用。
2.煮腰果时，应避免锅盖敞开而使其触及水蒸气，否则有可能中毒。

桂圆

【性味归经】
性温，味甘。归脾、胃经。

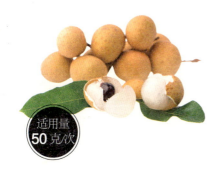

适用量 50克/次

{暖养作用}
桂圆肉含有多种维生素和丰富的微量元素，有良好的滋养补益作用，其中铁元素含量丰富，可活血调经、温暖子宫，对于妇女产后体虚乏力、宫寒、贫血等，有促进体力恢复和补血的暖养作用。

{食用注意}
1. 桂圆性温润而滞，热性体质、糖尿病、月经过多、尿道炎、盆腔炎等各种炎症及舌苔厚腻者忌食。
2. 大便干燥、小便黄赤、口干舌燥者不宜食用。桂圆宜鲜食，变味的果实不能食用。

松子

【性味归经】
性平，味甘。归肝、肺、大肠经。

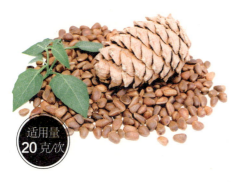

适用量 20克/次

{暖养作用}
松子内含有大量的不饱和脂肪酸，常食松子有补肾益气、养血、滋补健身的作用，适用于女性畏寒怕冷、腰酸背痛、肾虚等症状，而且松子有很好的软化血管、延缓衰老的作用。

{食用注意}
1. 松子含丰富的油脂，滋腻性较大，易润滑肠道，所以咳嗽痰多、大便溏泻者不宜多食。
2. 食用松子不可过量，过食易蓄发热毒。存放时间长了的松子会产生"油哈喇"味，不宜食用。

花生

【性味归经】
性平,味甘,归脾、肺经。

【暖养作用】
花生中富含脂肪、蛋白质等营养元素,有滋补气血的作用,对于失血过多和消耗大量营养的经期、孕期以及有宫寒的女性有益,对养血、保护子宫、温暖子宫、恢复体力很有好处。

【食用注意】
1. 花生富含油脂,体寒湿滞及肠滑便泄者不宜食用;痛风、胃溃疡、糖尿病患者,跌打损伤者也应忌食。
2. 水煮是最能保留花生原有营养的烹饪方法,且易人体消化。

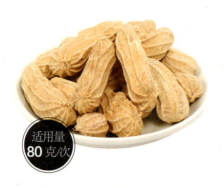

适用量 80克/次

红枣

【性味归经】
性温,味甘。归脾、胃经。

【暖养作用】
红枣是传统补品,营养丰富,含多种维生素,因而被赋予"天然维生素丸"的美称。红枣性温,有补中益气、养血安神、保宫暖宫的暖养作用,常用于贫血虚寒、疲乏无力、气血不足等症。

【食用注意】
1. 湿热内盛者和寄生虫病儿童,齿病疼痛、痰湿偏盛的人,以及腹部胀满、舌苔厚腻者忌食。
2. 糖尿病患者不宜多食。
3. 变质的红枣不宜食用。

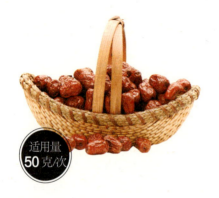

适用量 50克/次

红薯

【性味归经】

性平,味甘。归脾、胃经。

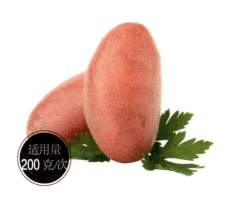

适用量 200克/次

【暖养作用】

红薯是粮食中营养较为丰富的食品,具有补虚乏、益气力、健脾胃、暖脾胃等暖养作用。女人经常食用,可以润泽肌肤、降低压力、延缓衰老、提高抵抗力,使人身体健康、延年益寿。

【食用注意】

1. 食用凉的红薯易致胃腹不适。
2. 红薯含有"气化酶",和米面搭配着吃,可避免烧心、肚胀排气等现象。
3. 表皮呈褐色或有黑色斑点的红薯不能食。

白萝卜

【性味归经】

性凉,味辛、甘。归肺、胃经。

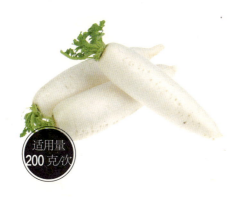

适用量 200克/次

【暖养作用】

白萝卜有很好的润肺止咳、化痰和治疗支气管炎的作用,同时对肺还具有温中驱寒的暖养作用。专家建议,体寒女性应多食用根茎类蔬菜,比如白萝卜,以补充人体所需的矿物质。

【食用注意】

1. 白萝卜不宜与水果一起吃。生萝卜与人参、西洋参药性相克,不可同食。
2. 白萝卜可生食,需注意吃后半小时内不能进食,以防其有效成分被稀释。

莲藕

【性味归经】性凉,味辛、甘。归肺、胃经。

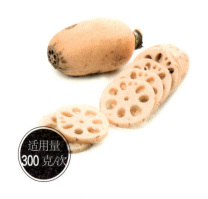

适用量 300克/次

【暖养作用】

莲藕能清肺热,具有极佳的润肺功效,是秋季滋补佳品之一。此外,煮熟的莲藕是一种缓和的滋补剂,可温中散寒、补益气血,对缓解气血虚弱具有良好的暖养作用,是养肺暖肺的极佳食材。另外,莲藕含铁量较高,经常食用有通达血脉、补虚暖肺的功效。

【食用注意】

煮莲藕时忌用铁器,以免导致食物发黑。

山药

【性味归经】性平,味甘。归肺、脾、肾经。

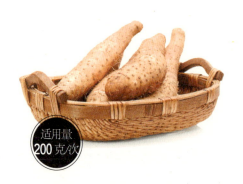

适用量 200克/次

【暖养作用】

山药含有皂苷,具有健脾养肝的暖养作用。它还能够供给人体大量的黏液蛋白,保持血管的弹性,防止动脉粥样硬化,使人体血液循环通畅,起到暖脾暖肝的作用。很多女性都有气虚和血虚的症状,冬季手脚容易冰冷,而山药性温,是冬季很好的温补食物。

【食用注意】

1. 山药有收涩作用,故大便燥结者不宜食用。糖尿病患者亦不可过量食之。
2. 山药宜去皮食用,以免产生麻、刺等不适口感。

南瓜

【性味归经】

性温，味甘。归脾、胃经。

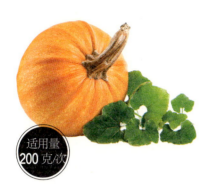

适用量 200克/次

【暖养作用】

黄色入脾，补中益气。南瓜果肉为黄色，性温，入脾、胃经，能保暖脾脏，可改善脾胃虚寒、脾虚气弱、食欲不佳等。南瓜营养丰富，女性食用有排毒养颜的暖养作用，使女人不易衰老。

【食用注意】

1. 吃南瓜前一定要仔细检查，如果发现表皮有溃烂之处，或切开后散发出酒精味等，则不可食用。
2. 南瓜适用于中老年人和肥胖者食用。脚气、黄疸患者忌食。

芹菜

【性味归经】

性凉，味甘、辛。归肺、胃、肝经。

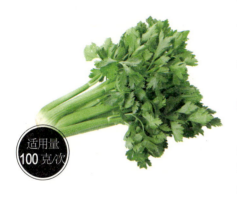

适用量 100克/次

【暖养作用】

芹菜具有平肝安神、清热解毒的暖养作用。它含铁量较高，能补充妇女经期失血造成铁的损失，可养血补虚，具有滋养、保暖肝脏的暖养作用，女性食之能避免皮肤苍白、干燥、面色无华，而且可使目光有神、头发黑亮。

【食用注意】

1. 芹菜有降血压作用，故血压偏低者应该少食。
2. 芹菜性凉质滑，故脾胃虚寒、肠滑不固者食之宜慎。

燕窝 【性味归经】
性平,味甘。归脾、肺经。

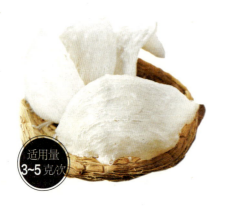

【暖养作用】
燕窝具有养肺暖肺的暖养作用,长期食用燕窝可以有效改善肺部功能,提高人体免疫力。而且燕窝富含矿物质和胶原蛋白等营养物质,可以很好地修补受损的肺部。

【食用注意】
1. 食用燕窝讲究少食多餐,保持定期进食。建议干货燕窝成人每次3~5克,儿童每次2~3克,浓缩即食燕窝每次20~30克。
2. 燕窝配食讲究"以清配清,以柔配柔"。

适用量 3~5克/次

银耳 【性味归经】
性平,味甘。归肺、胃、肾经。

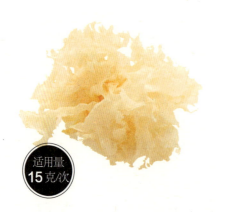

【暖养作用】
银耳是一味滋补良药,特点是滋润而不腻滞,营养价值很高。它具有滋补润肺的暖养作用,是一种非常理想的解秋燥、润肺的佳品,尤其对于女性,银耳具有很好的补血益气的暖养作用,能养肺暖肺。

【食用注意】
1. 外感风寒者不宜食用银耳。
2. 银耳宜用温水泡发,泡发后应去掉未泡开的部分,特别是那些呈淡黄色的部分。
3. 冰糖银耳含糖量高,睡前不宜食用,以免增高血黏度。

适用量 15克/次

猪肚　【性味归经】性微温，味甘。归脾、胃经。

【暖养作用】

猪肚营养丰富，不仅可供食用，还有很好的药用价值，具有补虚损、健脾胃的暖养作用。女人经常食用猪肚能温补脾脏，驱寒祛虚。保养好脾脏，能让女人延缓衰老。

【食用注意】

1. 猪肚适宜中气不足、气虚下陷、男子遗精、女子带下者食用。
2. 湿热痰滞内蕴者慎食。
3. 感冒期间忌食猪肚。

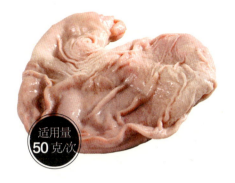

适用量 50克/次

猪肝　【性味归经】性温，味甘、苦。归肝经。

【暖养作用】

猪肝性温，入肝经，有补血健脾、养肝明目的暖养作用，对肝脏具有很好的温补作用。猪肝中铁含量极高，是天然的补血佳品，特别适用于手脚冰凉的女性食用。另外，猪肝还含有大量维生素，能缓解皮肤干燥，使皮肤滋润富有光泽。

【食用注意】

1. 煮制前要将猪肝的筋膜除去，否则不易嚼烂、消化。在烹炒时要用旺火，使其熟透，不可吃半生不熟的猪肝。
2. 凡患有冠心病、脑梗死、脑卒中后遗症的患者，均不宜食用猪肝。

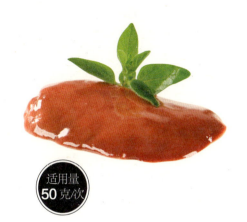

适用量 50克/次

猪心

【性味归经】

性平,味甘、咸。归心经。

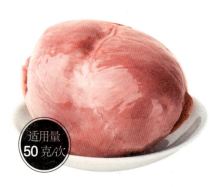

适用量 50克/次

【暖养作用】

猪心是一种营养十分丰富的食品,它含有蛋白质、脂肪、钙、磷、铁、维生素C、维生素B_1、维生素B_2以及维生素B_3等营养物质,有加强心肌营养、增强心肌收缩力的作用,可使心脏血液通畅,具有暖心作用。

【食用注意】

1. 适宜心虚多汗、自汗、惊悸恍惚、怔忡、失眠多梦之人,以及精神分裂症、癫痫、癔病者食用。
2. 猪心中胆固醇含量偏高,高胆固醇血症者应忌食。

猪血

【性味归经】

性平,味咸。归肝、脾经。

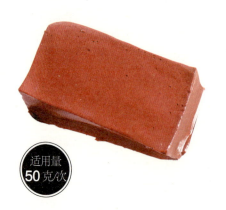

适用量 50克/次

【暖养作用】

猪血含有人体所需的多种微量元素,常食对营养不良、肝脏疾患的病后调养很有益处。并且经常吃猪血汤能维持肝脏机能,改善肝脏供血,具有养肝暖肝的暖养作用。另外,猪血含铁量较高且吸收率较高,女性常吃猪血,可有效补血、改善气色。

【食用注意】

1. 因猪血腥味较重,烹调时应配葱、姜、蒜和料酒等加以调味。
2. 特别适合贫血患者以及从事粉尘、纺织、环卫、采掘等工作的人食用。

牛肉

【性味归经】

性平,味甘。归脾、胃经。

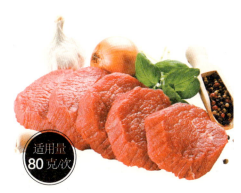

适用量 80克/次

【暖养作用】

牛肉的氨基酸组成比猪肉更接近人体需要,能提高机体抗病能力。它具有补脾胃、益气血的暖养作用。女性易脾虚,须时常补气,对脾胃进行温补以达到驱寒暖脾的目的,所以牛肉是补脾胃的佳品。

【食用注意】

1. 炒牛肉忌加碱。当加入碱时,牛肉中的氨基酸就会与碱发生反应,使蛋白质因沉淀变性而失去营养价值。
2. 牛肉不易熟烂,烹饪时放少许山楂、陈皮或茶叶,有利于肉质熟烂。

鸡肉

【性味归经】

性平、温,味甘。归脾、胃经。

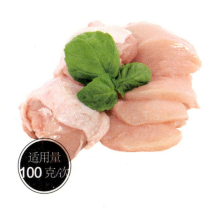

适用量 100克/次

【暖养作用】

鸡肉是高蛋白、低脂肪的健康食品,含有的脂肪酸多为不饱和脂肪酸,极易被人体吸收。它还有温中益气、补虚损的暖养作用,对脾脏有温补作用,适用于脾胃气虚者,可驱寒保暖、保养脾脏。

【食用注意】

1. 雄性鸡肉属阳,比较适合阳虚气弱患者食用。
2. 雌性鸡肉属阴,比较适合年老体弱及久病体虚者食用。

乌鸡

【性味归经】

性平,味甘。归肝、肾经。

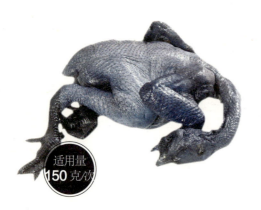

适用量 150克/饮

【暖养作用】

乌鸡含有人体不可缺少的赖氨酸、蛋氨酸和组氨酸,具有相当高的滋补药用价值,有补中止痛、益气补血、调经活血、止崩治带等暖养作用,特别是对妇女的气虚、血虚、宫寒等症尤为有效。

【食用注意】

1. 胃溃疡、胃出血、高血压、高血脂患者,肾功能不全者不宜食用乌鸡汤。
2. 乌鸡连骨(砸碎)熬汤,滋补效果最佳。炖煮时不要用高压锅,使用砂锅小火慢炖最好。

鲫鱼

【性味归经】

性平,味甘。归脾、胃、大肠经。

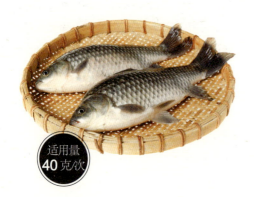

适用量 40克/饮

【暖养作用】

鲫鱼营养丰富,可通血脉、补体虚,还有益气健脾的暖养作用。对于脾虚的女性来说,鲫鱼能够温补脾脏,使脾脏暖起来,达到驱寒祛虚的效果。养护好脾脏能使女人显得更加年轻,不易衰老。

【食用注意】

1. 阳虚体质和素有内热者不宜食用,易生热而生疮疡者忌食。
2. 鲫鱼以清蒸或煮汤营养效果最佳,红烧亦可。若经煎炸,暖养作用会大打折扣。

虾

【性味归经】
性温,味甘、咸。归脾、肾经。

【暖养作用】
虾含有丰富的脂肪、氨基酸、磷、锌、钙、铁等营养素,有助于补肾。凡久病体虚、气短乏力,或由肾虚引起的畏寒怕冷、腰酸背痛者,都可将其作为滋补食品。经常食虾,还可延年益寿。

【食用注意】
1. 虾背上的沙线一定要剔除,不能食用。
2. 虾为发物,凡有疮痍宿疾者或在阴虚火旺时,不宜食虾。
3. 虾肉虽鲜美,但多食易发风动疾。

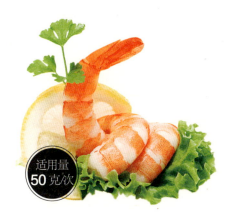

适用量 50克/次

干贝

【性味归经】
性平,味甘、咸。归肾、脾经。

【暖养作用】
干贝能生津解渴、祛脂降压,是不可多得的健脾补肾食品之一。干贝中富含脂肪,能保持体温,保护肾脏,对寒证如腰酸、四肢发冷、畏寒、水肿的肾阳虚具有很好的温补及暖养作用。

【食用注意】
1. 过量食用干贝会影响肠胃的运动消化功能,导致食物积滞,难以消化吸收。
2. 干贝蛋白质含量高,多食可能引发皮疹。

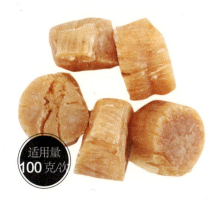

适用量 100克/次

葡萄

【性味归经】
性平,味甘、微酸。归肺、脾、肾经。

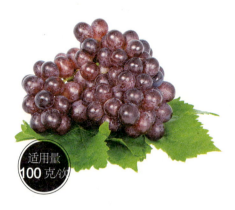
适用量 100克/次

【暖养作用】
葡萄中的多酚类物质具有很强的抗氧化活性,可以有效地调节肝脏细胞的功能,从而起到保肝效果。常吃葡萄能补血气,暖肝健脾,排毒养颜。

【食用注意】
1. 吃葡萄后不能立刻喝水,否则可能引起腹泻。
2. 在食用海鲜后不要马上吃葡萄,否则易出现腹胀、腹泻、呕吐等症状。

苹果

【性味归经】
性凉,味甘、微酸。归脾、肺经。

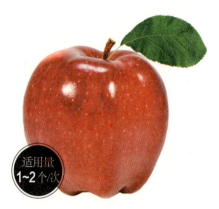
适用量 1~2个/次

【暖养作用】
苹果营养丰富,含钙、铬、磷、铁、钾、锌和各种维生素。它具有补脾气、养胃阴、生津解渴的暖养作用。对女性而言,苹果不但能暖脾驱寒、补脾祛虚,经常食用还能养颜美容。

【食用注意】
1. 苹果富含糖类和钾,冠心病、心肌梗死、肾病、糖尿病患者不宜多吃。
2. 吃苹果时要细嚼慢咽,这样不仅有利于消化,更重要的是对减少人体疾病大有好处。

甘蔗

【性味归经】
性凉,味甘。归肺、脾、胃经。

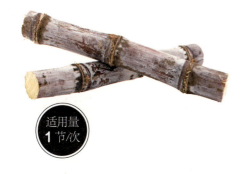

适用量 1节/次

【暖养作用】
我国古代医学家将甘蔗划入补益药的行列。甘蔗中含有大量的铁、钙、锌等人体必需的矿物质,其中铁的含量特别多,故甘蔗素有"补血果"的美称,是补血益气的佳品,可补肺暖肺。

【食用注意】
1. 皮色青黄的甘蔗有清热之效,尤其擅长解肺热和肠胃热,但脾胃虚寒、胃腹寒痛者不宜食用。皮色深紫近黑的甘蔗,性质温和滋补,能充饥、止咳、健胃、补充体力,但喉痛热盛者不要多吃。
2. 甘蔗含糖分高,糖尿病患者、代谢异常及血脂高的人要谨慎食用。

枇杷

【性味归经】
性平,味甘、酸。归脾、肺、肝经。

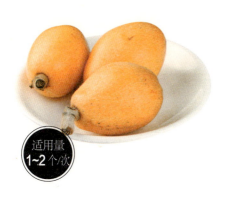

适用量 1~2个/次

【暖养作用】
枇杷中富含人体所需的各种营养元素,常食枇杷可止咳、润肺。枇杷还有补益肺气的作用,宜于改善气虚症状,尤其适宜气虚体寒的女性食用,可帮助女性补气益肺、调理身体。

【食用注意】
1. 一般人均可食用枇杷,但脾胃虚寒、糖尿病患者应谨慎食用。
2. 枇杷营养丰富,但它含糖量高,孕妇不可多食,特别是患有妊娠糖尿病的孕妇。

乌梅

【性味归经】

性平,味酸。归肝、脾、肺、大肠经。

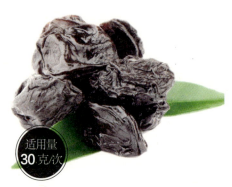

适用量 30克/次

【暖养作用】

乌梅具有补肝的暖养作用,能起到强化肝脏、加强肝脏的解毒功效、减轻肝脏负担的作用。肝脏对于女性非常重要,食用乌梅可以养肝血、暖肝,预防多种妇科疾病。乌梅中还富含多种维生素,能使女性皮肤光滑,延缓衰老。

【食用注意】

1. 感冒发热、咳嗽多痰之人忌食；细菌性痢疾、肠炎病初期患者忌食。
2. 乌梅适宜夏季与砂糖煎水,做成酸梅汤饮用,清凉解暑,生津止渴。

蜂蜜

【性味归经】

性平,味甘。归脾、肺、大肠经。

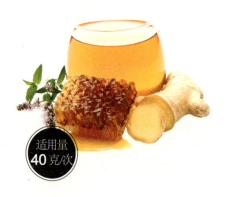

适用量 40克/次

【暖养作用】

蜂蜜是被人们广泛认可的天然营养食品,含有与人体血清浓度相似的各种矿物质,如铁、钙、铜、锰、钾、磷等,具有扩张冠状动脉的作用和极佳的补血功效,尤其适于寒性体质的女性食用。

【食用注意】

1. 温度高于60℃时,蜂蜜中的生物活性酶会遭到破坏,营养价值降低。因此,蜂蜜不宜高温加热。
2. 糖尿病患者不宜服用。

红糖

【性味归经】 性温,味甘、甜,归肝、脾经。

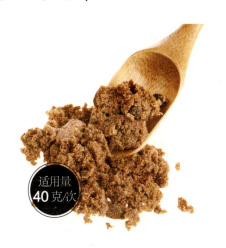

适用量 40克/饮

【暖养作用】

红糖营养丰富,释放热量快,性温,具有散寒止痛、活血化瘀的暖养作用。"宫寒女"因受寒体虚导致痛经,喝些红糖水,有补血活血的作用。在受寒腹痛时,用红糖姜汤祛寒,效果显著。

【食用注意】

1. 消化不良者和糖尿病患者不宜食用红糖。服药时也不宜用红糖水送服。
2. 红糖虽然保留的营养素较多,但内含杂质,因此,食用红糖要得法,不要直接食用,最好是煮红糖水饮用。

生姜

【性味归经】 性微温,味辛。归脾、胃、肺经。

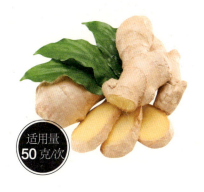

适用量 50克/饮

【暖养作用】

生姜味辛、性温,含有挥发油、姜辣素等,能使血管扩张,促使身上的毛孔张开,排出体内的寒气。深受宫寒困扰的女性食用生姜,能化解体内寒气,长期坚持对调理宫寒十分有益。

【食用注意】

1. 患有目疾、痔疮、肝炎、糖尿病及干燥综合征者不宜食用。
2. 忌一次食用过多,否则易生热损阴,可致喉痛、便秘等症。

〔常用暖养药材少不了〕

鹿茸

【性味归经】
性温,味甘、咸。归肾、肝经。

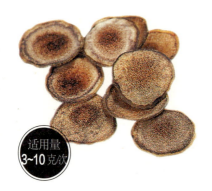

适用量 3~10克/次

【暖养作用】
鹿茸性温而不燥,具有振奋精神、提高机体功能、抗疲劳等作用,能增强机体的耐寒能力,对全身虚弱、久病之后患者有较好的强身作用。此外,鹿茸还有兴奋子宫的作用,对妇女宫寒不孕、月经不调等有较好的治疗作用。

【食用注意】
1. 低热、盗汗、手足心发热、口燥咽干、两颧潮红的阴虚体质者不宜食用。
2. 患有高血压、冠心病、肝肾疾病、各种发热性疾病、出血性疾病的患者,均不宜服用鹿茸。

益母草

【性味归经】
性凉,味辛、苦。归心、肝、膀胱经。

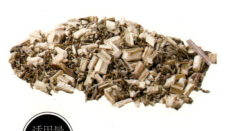

适用量 30克/次

【暖养作用】
益母草有暖宫散寒、活血作用,能兴奋子宫,增加子宫运动的频率,可作为产后促进子宫收缩药服用,并对长期子宫出血而引起衰弱者有效,故广泛用于治疗妇女闭经、痛经、月经不调、产后出血过多、胎动不安、子宫脱垂及赤白带下等症。

【食用注意】
益母草易伤脾胃,不宜长期服用。特别是消化不好、经常拉肚子等脾胃虚弱的人,不宜服用。

肉桂

【性味归经】

性热,味辛、甘。归肾、心、脾、肝经。

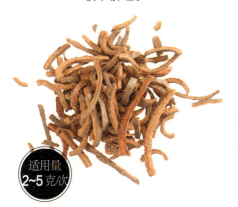

适用量 2~5克/次

【暖养作用】

肉桂具有补火助阳、引火归源、散寒止痛、活血通经的暖养作用,可用于宫寒、心腹冷痛、虚寒吐泻、经闭、痛经等症。对于女性来说,食用肉桂可养人体阳气,生热暖腹,保暖子宫,增强女性的抗寒能力。肉桂对女性的肤色调节也特别好,具有排毒养颜的作用,从内而外地调理女性身体。

【食用注意】

1.肉桂是温热性药物,如有口渴、咽干舌燥、咽喉肿痛、鼻子出血等热性症状及各种急性炎症时,均不宜服用。

2.患有干燥综合征、红斑狼疮、糖尿病、癌症、结核病、大便干燥、痔疮、目赤等人群也应忌食。

当归

【性味归经】

性温,味甘、辛。归肝、心、脾经。

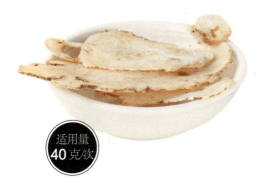

适用量 40克/次

【暖养作用】

当归被称为"妇科专用药""女性人参"。它既能补血养血,又能通经活络、调经止痛,许多妇科疾病都可用当归治疗。当归所含的挥发油和阿魏酸能抑制子宫平滑肌收缩,而其所含的水溶性非挥发性物质,则能使子宫平滑肌兴奋,具有暖宫作用。

【食用注意】

热盛出血者禁服,湿盛中满及大便溏泄者、孕妇慎服。

红花

【性味归经】

性温,味辛。归心、肝经。

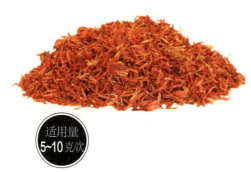

适用量 5~10克/次

【暖养作用】

红花含重要成分红花苷,又名红色素,具有活血通经、祛瘀止痛、散寒暖宫的暖养作用,可用于治疗多种妇科病,常用于月经不调、恶露不行、宫寒等症。

【食用注意】

1. 孕妇禁食红花,否则会造成流产。
2. 月经过多者也应禁服。

枸杞

【性味归经】

性平,味甘。归肝、肾、肺经。

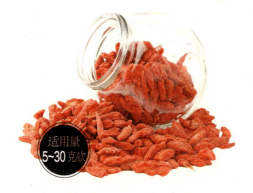

适用量 5~30克/次

【暖养作用】

枸杞富含枸杞蛋白多糖、维生素C、磷、铁等多种营养成分,能补虚益气,有明显地促进造血细胞增殖的作用,可以使白细胞数量增多,增强人体的造血功能。对于宫寒的女性,可补血益气,加速血液循环,从而温暖子宫,通经活络。

【食用注意】

1. 由于枸杞温热身体的效果相当强,患有高血压的人,或平日大量摄取肉类的人最好不要食用。
2. 正在感冒发热、身体有炎症、腹泻等急症患者在发病期间不宜食用。

山楂

【性味归经】

性微温,味酸、甘。归脾、胃、肝经。

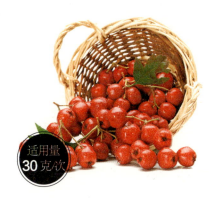

适用量 30 克/次

【暖养作用】

山楂含丰富的黄酮类化合物,具有保护心肌的作用,能降低心肌耗氧量,增加冠状动脉血流量,促进微动脉血流恢复,起到暖心的作用。

【食用注意】

1. 孕妇不适合吃山楂,因为山楂可以刺激子宫收缩,有可能诱发流产。
2. 山楂不能空腹吃,空腹食用会使胃酸猛增,对胃黏膜造成不良刺激,使胃部发胀、泛酸。

莲子

【性味归经】

鲜者性平,味甘、涩;干者性温,味甘、涩。归心、脾、肾经。

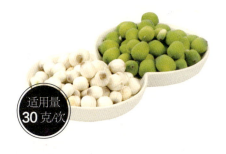

适用量 30 克/次

【暖养作用】

莲子对心脏非常有益,具有养心安神的暖养作用,能收敛浮躁的心火,让人宁静且容易入睡。同时,莲子也是滋补元气的珍品,可使心脏气血充足,起到暖心的作用。莲心含生物碱,具有显著的强心作用,可抗心律不齐。

【食用注意】

1. 中满痞胀及大便燥结者,忌服莲子。
2. 莲子不能与牛奶同服,否则可加重便秘。

柏子仁

【性味归经】性平,味甘。归心、肾、大肠经。

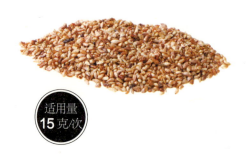

适用量 15克/次

【暖养作用】
柏子仁营养价值非常高,富含镁、钙、钾、磷等,其中的镁有助于调节人的心脏活动,降低血压,预防心脏病;钙有利于调节心律,降低心血管的通透性。同时,食用柏子仁还有益于气血运行和血脉流畅,有滋养保暖心脏的功效。

【食用注意】
1. 心神失养、惊悸恍惚、心慌、失眠、遗精、盗汗、慢性便秘者以及老年人宜食柏子仁。
2. 大便溏薄者、痰多者忌食柏子仁。

酸枣仁

【性味归经】性平,味甘。归心、脾、肝、胆经。

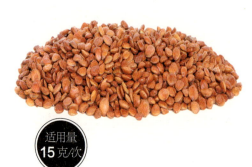

适用量 15克/次

【暖养作用】
酸枣仁是药性平和的安神药材,内含维生素C、脂肪酸、蛋白质等成分,有镇静、降压、益心的暖养作用。同时酸枣仁常用来治疗心脏气血不足,增强心脏血液循环,暖心养心,或治疗虚火上扰引起的心神不安、失眠、惊悸等,常与养血安神药搭配使用。

【食用注意】
1. 内有实邪郁火者慎用。酸枣仁为植物的种子,含有大量的油脂,故有通便的作用,因此腹泻者亦慎用。
2. 酸枣仁可生用也可炒用,民间有时也以煮粥食用,但不管怎样食用,使用时都应先将之捣碎,用纱布包好煎煮。

人参

【性味归经】

性平,味甘、微苦。归脾、肺、心经。

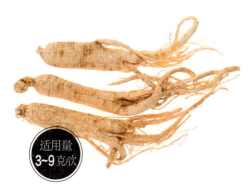

适用量 3~9克/次

【暖养作用】

人参中含有皂苷,能增强心肌收缩力,降低心肌耗氧量,减慢心率,增加心输出量和冠脉流量,使心脏血液畅通,从而使女人气血红润,缓解女性体寒。

【食用注意】

1. 人参不可滥用。它是一种补气药,如没有气虚的病症而随便服用是不适宜的。
2. 肝炎出现明显黄疸(即小便深黄、眼黄、皮肤黄)者,患有伤风感冒等实证、发热、失眠烦躁、化脓性炎症、流鼻血、肾功能不全、身热便秘者不宜服用人参。
3. 准备进行器官移植者,在手术前不宜服用人参,并在1年内都不要服用人参。

西洋参

【性味归经】

性凉,味甘、微苦。归心、肺、肾经。

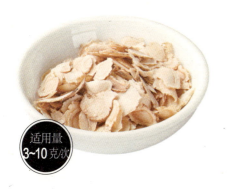

适用量 3~10克/次

【暖养作用】

西洋参具有益气生津、清热润肺的暖养作用,主要用于气虚、肺虚久咳、精神不振、脉虚数等。同时,西洋参能补助气分,兼能补助血分,是公认的补血益气之佳品,适于气虚体寒的女性服用。

【食用注意】

1. 服用西洋参的同时不能喝浓茶。茶叶中含有大量的鞣酸,会破坏西洋参中的有效成分,因此必须在服用西洋参2~3小时后才能喝茶。
2. 服用西洋参时最好不要喝咖啡,咖啡对西洋参的效果也有一定影响。

黄芪

【性味归经】

性温，味甘。归肺、脾、肝、肾经。

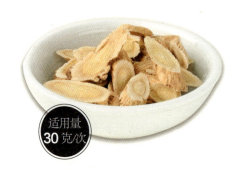

适用量 30克/饮

【暖养作用】

黄芪具有补气、润心肺的作用，对于缓解肺气虚、咳喘日久、气短神疲及痰壅于肺中而无力咳出等症状具有良好的效果。黄芪对于气血不足而体寒的女性具有很好的改善作用，通过补气益肺，可使女性恢复红润气色。

【食用注意】

1. 从身体状况来说，感冒、经期都不要吃黄芪。从季节来说，普通人春天不宜吃黄芪。
2. 黄芪需多服、久服方能见效。黄芪不适合体格健壮的人保健之用。多怒、脾气急躁、肝火大者勿服。

甘草

【性味归经】

性平，味甘。归心、肺、脾、胃经。

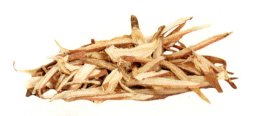

适用量 5~10克/饮

【暖养作用】

甘草具有补益脾气、肺气、心气等作用，是养肺的佳品。对于气虚的女性来说，甘草补气益气有良好效果，可缓解女性因气血不足而产生的"畏寒"现象。

【食用注意】

湿盛胀满、呕吐、水肿及高血压的患者忌服甘草。

川贝

【性味归经】

性凉,味苦、甘。归肺、心经。

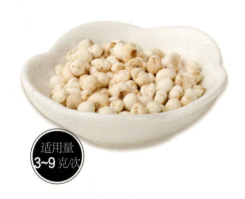

适用量 3~9克/次

【暖养作用】

川贝不仅具有良好的止咳化痰的暖养作用,而且能养肺、宣肺、润肺、清肺热,对缓解急性气管炎、支气管炎、肺结核等病症具有良好效果。同时,川贝还可以补益气血,改善女性气血不足,缓解体寒。

【食用注意】

1. 在服用川贝期间忌食辛辣、油腻食物。
2. 脾胃虚寒及寒痰、湿痰者慎服。
3. 支气管扩张、肺脓疡、肺心病、肺结核、糖尿病患者应在医师指导下服用。
4. 对川贝过敏者禁用,一般过敏体质者慎用。

玉竹

【性味归经】

性平,味甘。归肺、胃经。

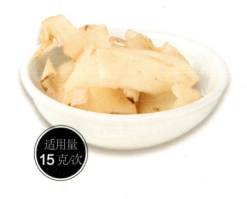

适用量 15克/次

【暖养作用】

玉竹是养气补血的极佳之品。玉竹补而不腻,不寒不燥,可以说,它是体寒、气血不足症的女性的首选药材。

【食用注意】

风寒咳嗽及中寒便溏、痰湿内蕴者禁服;痰热咳嗽者慎服。

冬虫夏草

【性味归经】

性平,味甘。归肺、肾经。

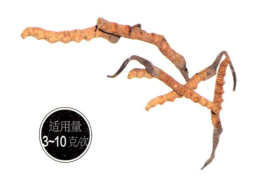

适用量 3~10克/次

【暖养作用】

中医认为,冬虫夏草入肺、肾二经,既能补肺阴,又能补肾阳,主治肾虚、腰膝酸痛等,可缓解女性由于肾虚引起的畏寒怕冷、腰酸背痛等症状。对女性而言,冬虫夏草具有很好的抗衰老的暖养作用。经常服用冬虫夏草,能改善血液循环,调理内分泌混乱。

【食用注意】

1. 为了不让虫草的有效成分流失,最好用凉水清洗,不能用沸水。
2. 最好早晚或早中晚服用,中老年人最好是在饭前服用,特别是早晨空腹时服用,有利于滋补成分的吸收。

灵芝

【性味归经】

性温,味淡、苦。归心、肺、肝、脾经。

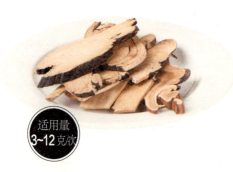

适用量 3~12克/次

【暖养作用】

灵芝营养丰富,内含糖类、有机酸、甘露醇、麦角甾醇、树脂、蛋白质等,对肾脏有调节作用,可补肾益肾。肾脏是健康之源,肾脏不好,人极易衰老。食用灵芝能改善和滋养肾脏,补充肾脏的热量和能量,温暖五脏六腑,延缓衰老。

【食用注意】

1. 有极少数人对灵芝过敏,这类人就不宜吃灵芝。
2. 病人手术前后1周内不宜食用灵芝,正在大出血的病人最好也不要食用。
3. 灵芝对多种慢性病均有相当好的暖养作用,最好跟维生素C一起服用。

阿胶 【性味归经】
性平,味甘。归肺、肝、肾经。

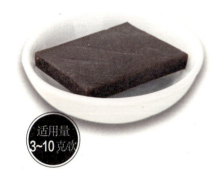

适用量 3~10克/次

【暖养作用】
阿胶具有滋阴润燥、补血止血、补肾的暖养作用,尤其适合肾虚的女性。它含有多种氨基酸,可有效帮助女性补血,缓解肾虚导致的畏寒、四肢冰冷等症状,并且还能平衡体内钙质,是女性美容养颜的佳品。

【食用注意】
1. 脾胃虚弱者服用阿胶期间饮食不要太油腻、辛辣,少食不易消化的东西,多吃些开胃的蔬菜。
2. 服用后不要马上吃冷饮。

肉苁蓉 【性味归经】
性温,味甘、咸。归肾、大肠经。

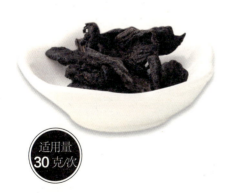

适用量 30克/次

【暖养作用】
肉苁蓉素有"沙漠人参"之美誉,具有极高的药用价值,有补肾、益精、润燥、滑肠的暖养作用。肉苁蓉补肾而不伤阴,长期服用可缓解肾虚导致的腰膝酸软、畏寒怕冷等症状。同时,肉苁蓉中含有的多糖和甘露醇可以延缓皮肤衰老,有助于女性美容养颜。

【食用注意】
1. 经常大便溏薄者不宜食用。此外,性功能亢进者更不宜食用。
2. 在烹饪肉苁蓉时,不宜使用铜、铁质器具。

杜仲

【性味归经】

性温,味甘。归肝、肾经。

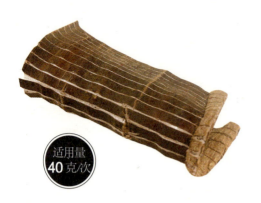

适用量 40克/饮

【暖养作用】

杜仲具有补肾、强筋骨、益腰膝之暖养作用,适用于肝肾亏虚、腰膝酸痛、慢性肾脏疾病等。对女性而言,杜仲不但能滋补肾脏,缓解女性由于肾虚引起的体寒,还具有抗衰老的作用。研究发现,杜仲能够促进胶原蛋白活化,增强胶原蛋白合成,从而具有抗衰老的作用。

【食用注意】

在服用杜仲的期间,要注意保持良好的作息习惯,尽量避免熬夜。

芡实

【性味归经】

性平,味甘、涩。归脾、肾经。

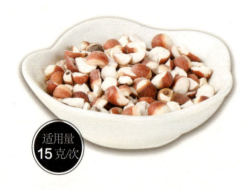

适用量 15克/饮

【暖养作用】

芡实可补脾止泻、固肾涩精。古药书中说芡实是"婴儿食之不老,老人食之延年"的佳品。同时芡实含有丰富的淀粉,可为人体提供热能,对寒证引起的肾虚具有很好的温补作用。

【食用注意】

1. 一般人群均可食用,尤其适宜白带多、肾亏、腰脊背酸的妇女。

2. 芡实有较强的收涩作用,便秘、尿赤者及妇女产后皆不宜食。

3. 芡实性涩滞气,一次忌食过多,否则难以消化。平素大便干结或腹胀者忌食。

何首乌

【性味归经】
性温，味甘、苦、涩。归肝、心、肾经。

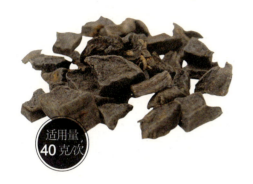

适用量 40克/饮

【暖养作用】
何首乌是保肝暖肝的中药材，具有养血、补益肝脏的暖养作用。它含有丰富的卵磷脂，能软化肝脏血管，防治脂肪肝，减少胆固醇的沉积，缓解肝细胞损害，具有良好的保肝作用，还能有效地延缓衰老和疾病的发生，增强人体免疫力等。

【食用注意】
1. 大便溏泄及湿痰较重者不宜食用何首乌。
2. 何首乌，因其暖养作用不同，则用法不同。凡取补益暖养作用时宜用制何首乌；凡用于解毒、通便以及外用时，均宜用生何首乌。
3. 煮、炖、蒸、泡水等方法制作何首乌时，所盛装的容器不能是铁器，最好是陶瓷器皿，否则会令药性减弱。

五味子

【性味归经】
性温，味酸。归肺、心、肾经。

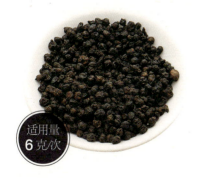

适用量 6克/饮

【暖养作用】
五味子中富含活性成分木脂素，具有保护肝细胞膜、抗脂质过氧化、促进蛋白质生物合成和肝糖原生成等作用，能促进损伤的肝细胞的修复、增长，起到保护肝脏的作用。五味子还具有补血益气的暖养作用，有助于温补肝脏。

【食用注意】
1. 五味子有小毒，能兴奋呼吸中枢，使呼吸频率及幅度增加，并有增加胃酸的作用，因此不能过量食用。
2. 五味子毕竟是药物，不是保健品，不能长期服用，尤其在感冒期间、咳嗽初期、有内热时不能服用的。

三七

【性味归经】
性温,味甘、微苦。归肝、胃经。

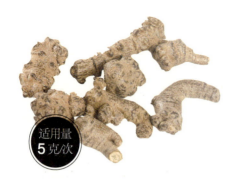

适用量 5克/饮

【暖养作用】
三七具有补血活血、滋养肝脏的暖养作用。三七能改善肝脏微循环,保暖肝脏,减轻肝损伤,保肝护肝,促进肝脏组织修复和再生,排出人体毒素。对于女性而言,常使用三七能够补气活血,缓解女性体寒的症状,并且促进女人自身排毒养颜,拥有靓丽肌肤。

【食用注意】
1. 气血亏虚所致的痛经、月经失调的女性和孕妇不宜食用三七。
2. 三七粉生吃和熟吃的效果与暖养作用侧重点不一样,一般而言,是生降熟补。

白芍

【性味归经】
性凉,味苦、酸。归肝、脾经。

【暖养作用】
白芍具有养血、养肝、疏肝解郁的暖养作用。女人常食白芍,能补气活血,缓解女性体寒的症状,保暖肝脏。

【食用注意】
血虚、肝痛者适宜食用。

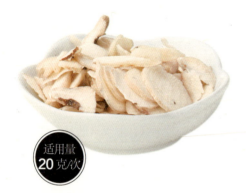

适用量 20克/饮

川芎

【性味归经】性温,味辛。归肝、胆经。

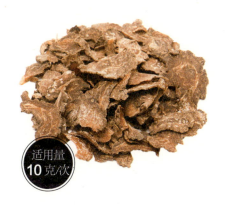

适用量 10克/次

【暖养作用】

川芎具有补血活血、保暖肝脏的暖养作用。它能够维持和提高肝脏中超氧化物歧化酶活性,清除氧自由基,减轻其毒性,且具有抗肝纤维化作用。食用川芎能温补驱寒,缓解女性畏冷体寒症状,同时还能促进女性自身排毒养颜,改善肌肤。

【食用注意】

1. 脾虚食少、火郁头痛患者皆禁食川芎。
2. 阴虚火旺、上盛下虚及气弱之人忌服川芎。

太子参

【性味归经】性平,味甘、微苦。归脾、肺经。

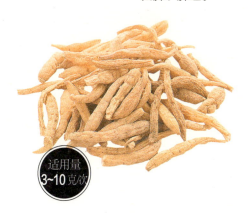

适用量 3~10克/次

【暖养作用】

太子参属益气药,具有补脾气、益胃阴、生津液、润肺燥之暖养作用,常用于治疗脾胃虚弱、倦怠乏力、病后体虚、心悸失眠等症。脾虚的女性尤其适合食用太子参,它能平补脾脏、温暖脾脏、补虚驱寒,改善脾胃功能,能使女人延缓衰老。

【食用注意】

1. 素有口干、烦躁、心悸、失眠、乏力、食少、手足心热等气阴两虚症状的病人均可食用太子参。
2. 表实邪盛者不宜用。

党参

【性味归经】性平,味甘。归脾、肺经。

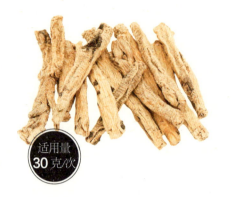

适用量 30克/次

【暖养作用】
党参具有补中益气、健脾益肺的暖养作用,可用于脾肺虚弱。女人经常食用党参,能健脾开胃,缓解消化不良。

【食用注意】
1. 身体很健康的人不宜服用党参,否则可能会产生不良反应。
2. 过量服用党参,可能会因补气太过而伤人体正气,产生燥邪。
3. 党参可煎汤服用,为防其气滞,可酌情加陈皮或砂仁。

白术

【性味归经】性温,味苦、甘。归脾、胃经。

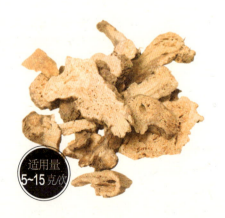

适用量 5~15克/次

【暖养作用】
白术具有益气健脾的暖养作用,能振奋脾阳、温暖脾胃,适合女性食用,可改善脾胃,促进人体排毒养颜,延缓衰老。

【食用注意】
1. 脾胃气虚、消化吸收功能低下者宜食。
2. 胃胀腹胀、气滞饱闷者忌食。

茯苓

【性味归经】

性平,味甘、淡。归心、脾、肝、肾经。

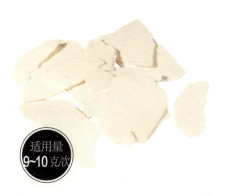

适用量 9~10克/次

【暖养作用】

茯苓具有补气的暖养作用,有利于改善脾虚,可对脾脏进行温补,达到驱寒祛虚的暖养作用。具有气虚症状的女性适宜经常食用茯苓,可补气益脾,从而达到使气血红润的效果,从而彻底远离脾虚导致的四肢冰凉。

【食用注意】

1. 虚寒滑精或气虚下陷者慎服。
2. 茯苓为利水渗湿药,如果食用不当,容易耗伤阴液,阴虚津伤者应慎用。

黄精

【性味归经】

性平,味甘。归脾、肺、肾经。

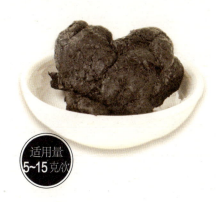

适用量 5~15克/次

【暖养作用】

黄精是中医传统补中益气药,可滋肾润肺、补脾益气,有滋阴健脾、润燥止咳之功效。它可通过多种途径拮抗致老因素对机体的损伤,这些作用整体协调可降低机体生理衰老的速度从而达到抗衰延年的作用。

【食用注意】

1. 凡脾虚有湿、咳嗽痰多及中寒泄泻者均忌用黄精。
2. 黄精不但可以用来做菜,还可以用来制酒。黄精酒具有益精补血、健骨壮阳、抗衰延寿的作用,对体寒、肾虚腰痛等人士颇有疗效。

Part 4

驱除寒气，
活力"动"起来

运动能调动机体的积极力量，
驱除寒气，对抗不适。
选择适合自己的运动项目，
如瑜伽、散步、舞蹈等，
让我们一起动起来吧。

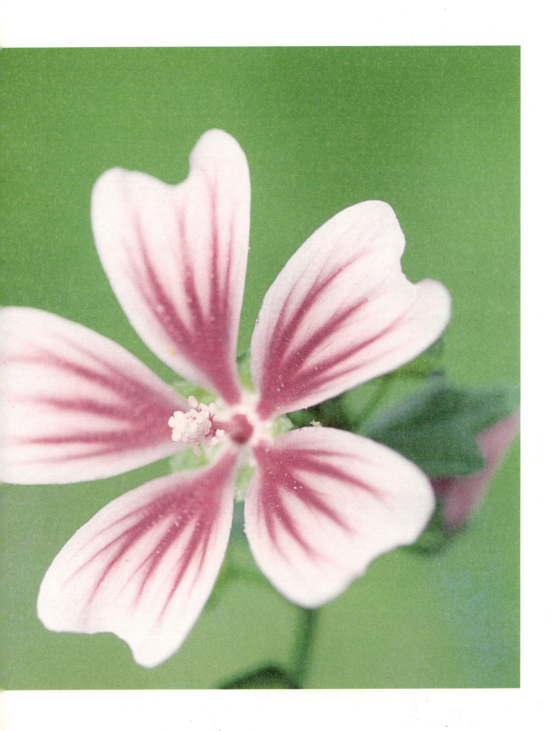

瑜伽
YUJIA

猫式瑜伽

功效：
能强化腹腔的血液回流，对子宫起到保暖作用，使经血顺畅排出，还有舒缓痛经不适的效果。

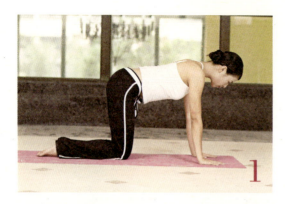

步骤

1. 跪立于地面，手臂伸直分开，五指张开，两手掌心扶地。脚背与双腿膝盖贴于地面，形成猫的姿势。

2. 吸气，抬头塌腰，感觉腰部用力下沉，背部的肌肉要收缩。头部尽量向后与臀部相近，肩膀下垂并放松。

3. 呼气，低头含胸。背部尽量向上拱起成桥状，腹部尽量向内收缩。

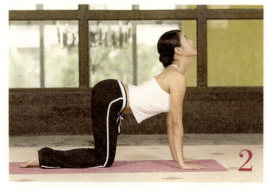

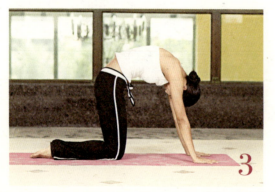

技巧

- 身体、肩膀放松，不要耸肩。
- 呼吸尽量均匀，保持匀速。
- 掌握好凹背与凸背的姿势。

张开蝴蝶式瑜伽

功效：
改善整个盆腔器官的血液循环，使子宫暖起来，远离"寒气"，且能协调腹部器官的功能。

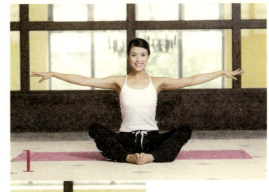

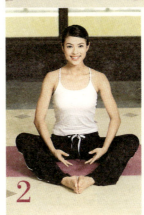

保持10秒

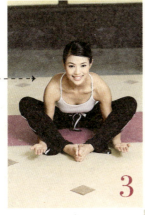

步骤

1. 双手慢慢地向两侧打开成一条直线，掌心向下。双膝向外打开，脚掌心相对。

2. 双手放于双腿的上方，保持三位手的姿势。

3. 上半身慢慢向前伸，双手穿过双膝内侧，缓缓捉住双脚的脚背。

4. 呼气，头向下低垂。吸气，向上抬起头部。

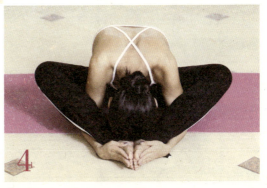

技巧

- 保持呼吸均匀，顺畅。
- 身体保持放松。

提升山式瑜伽

功效：
完全打开我们的胸腔，给身体提供更多的氧气和血液，使心脏血液流通更加顺畅。

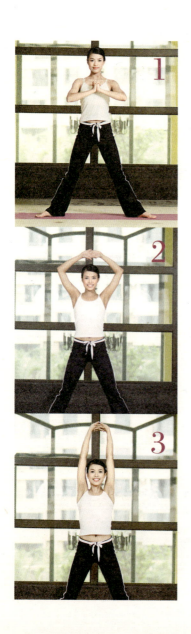

步骤

1. 双脚掌心贴住地面，膝盖伸直，十指相扣于胸前。吸气，将相扣的手臂上举，手肘伸直。

2. 呼气，然后翻转掌心向上。相扣的十指向上伸展。手肘尽量伸直。

3. 呼气，下巴尽量贴近胸口，收紧胸围、腰围、腹部，眼睛向下看。

技巧

- 手肘要伸直。
- 整条脊椎尽量向上提升。

幻椅式瑜伽

功效：
扩展胸部，增强心脏动脉血管的弹性，减少动脉硬化，使血流通畅，对心脏起到保暖作用。

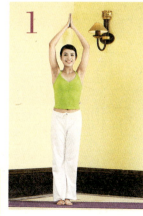

步骤

1. 吸气，手臂在头顶相合。

2. 呼气，慢慢地屈膝、抬头。保持这个姿势 10 秒左右。伸直手肘，双手尽量向双耳侧伸展。

3. 吸气，慢慢地伸直上膝。

4. 呼气，先还原头部，再慢慢还原整个身体。

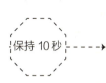
保持 10 秒

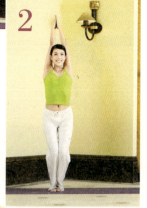

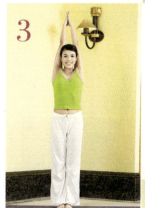

技巧

- 尽量弯曲双膝，塌腰，拉伸后背部。
- 呼吸均匀，顺畅。身体重心下降时呼气，身体重心向上时吸气。
- 眼睛先自然平视前方，后慢慢跟随手臂的指尖移动。
- 意识集中在后侧腰部、眉心处，感觉指尖用力。

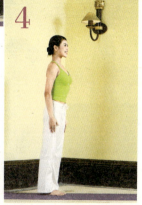

金刚扩胸式瑜伽

功效：
扩张胸部，增加肺的通气量，增强肺活量。这一姿势还能促进肺部血液循环，保暖肺部，改善肺部的健康状况。

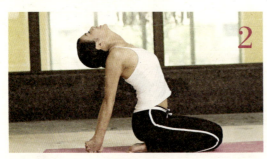

步骤

1. 金刚坐跪于地面，双手放于大腿的上方，保持上身直立，整个臀部坐于脚后跟上。

2. 挺胸，双手向后打开。双手于身体后方十指相扣，保持抬头挺胸，手肘伸直并向后推。吸气，头向后仰，整个身体尽量向后，扩胸。呼气，十指相扣贴于地面。

3. 吸气，咬紧牙关，用下巴顶住胸骨，双手保持不动，伸拉后颈部，放松后脑勺。

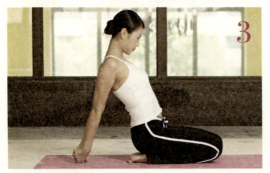

技巧

- 头后仰并放松，让呼吸顺畅。
- 手肘保持伸直，胸部向后扩张。
- 在练习时产生头昏不适的现象属于正常反应，可以还原放松来缓解头部的不适。

卧英雄式瑜伽

功效：
有益于改善肺部组织的弹性，促进肺部血液循环，增强肺部功能，具有温肺暖肺的效果。

步骤

1. 双臂握住双脚的脚踝，脚背贴地。吸气，曲右臂的手肘，呼气，手肘接触地面。吸气，曲左臂的手肘，呼气，肘关节接触地面，双臂同时触地。

2. 吸气，慢慢地将上体后背部贴在地面上。

3. 呼气，将后侧身体都贴住地面。双手交叉，伸直到头顶，双臂夹住双耳。吸气，手臂松开，继续握住脚踝。

4. 呼气，利用手肘的力量，把背部推离地面。保持均匀的呼吸，臀部尽量触地，头顶百汇穴触地，胸部尽量抬高。

技巧

- 保持呼吸均匀，顺畅。
- 手肘保持伸直，胸部向后扩张。

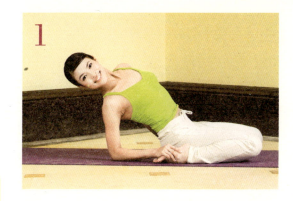
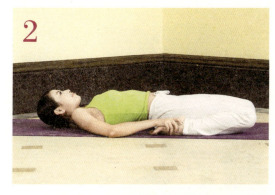
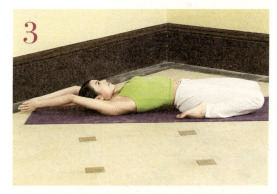
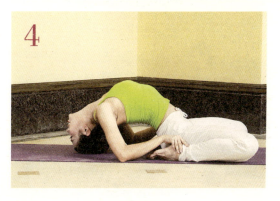

横木变化式瑜伽

功效：
能刺激肾脏，达到活化肾脏器官的目的，改善肾脏的血液循环，使肾脏暖起来，起到驱寒祛虚的作用。

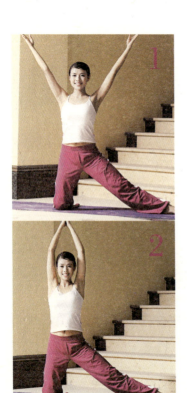

步骤

1. 右膝直立跪地，左腿和右膝之间的距离稍拉大，左脚尖点地，臀部尽量下沉。吸气，打开手臂放到头两侧，手臂向上伸展，掌心向上。

2. 呼气，双手在头顶相合。吸气，脊椎挺直，上体转向左侧，下体不变。

3. 呼气，双手打开到肩两侧，转回上体。保持2～3次的深呼吸。

技巧

- 左脚和右膝之间的距离稍拉大，臀部尽量下沉。
- 尽量做2～3次深呼吸。
- 转体时眼睛看着身体的左方。
- 转动腰部时，腰部尽量拉长。

鸽子式瑜伽

功效：
这一姿势可挤压肾脏和肾上腺，活化肾脏器官，促进肾脏血流循环，保暖肾脏，还对减轻泌尿功能失调有益。

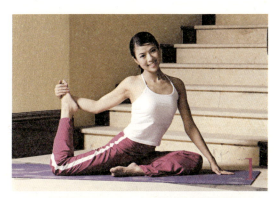

步骤

1. 吸气，手臂放于身体的两侧，身体坐直，右膝弯曲。右手弯曲，抬起左脚。

2. 呼气，弯曲右膝，右脚放于右手臂的折叠处。吸气，双手相扣，上体左转。

3. 呼气，手臂放于头部后侧。尽量挺直背部，头部尽量转向左方，胸腔打开。

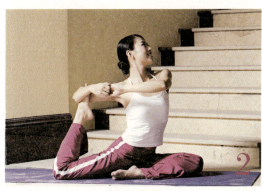

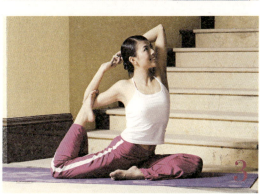

技巧

- 弯曲右膝时，可能会出现脚抽筋的现象。不要担心，发生抽筋时可以还原身体成勾脚状。臀部尽量接触地面，腰部尽量挺直。
- 这个姿势较困难，可以在弓式完成得较好的情况下完成这组动作。

三角式瑜伽

功效：
拉长和刺激肝脏附近的肌肉，促进肝脏血液循环，保暖肝脏的同时强化肝脏功能。

步骤

1. 站立成"大"字形，呼气，推动左髋到左侧，伸直膝盖。

2. 吸气，右臂顺右脚方向向下滑动。身体继续向右侧位置移动靠近，左手臂逐渐向上伸展。

3. 吸气，左臂指向天空。右手接触到右脚脚踝，掌心朝前，扭头看天。

4. 吸气，左臂继续顺着左耳的方向，伸展到右侧，掌心向下。反方向再完成一次动作。

技巧

- 身体弯向右侧时，右手尽量向下。维持这个姿势至少在30秒以上，然后慢慢地增加时间。
- 保持均匀的呼吸。
- 眼睛尽量看向天空，或者跟随手臂的指尖移动。

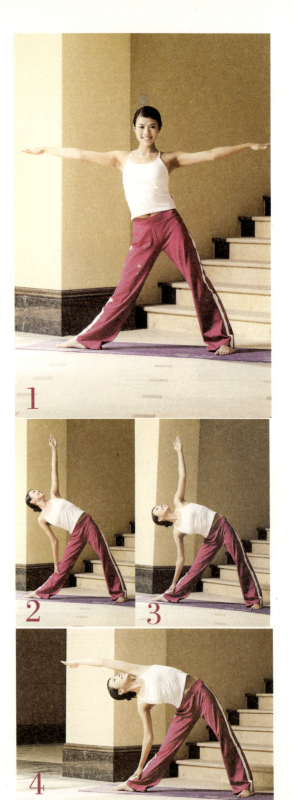

手臂波浪式瑜伽

功效：
伸展肝脏附近的肌肉，加快血流循环，使肝脏暖起来；保护眼睛，有效消除眼睛水肿现象。

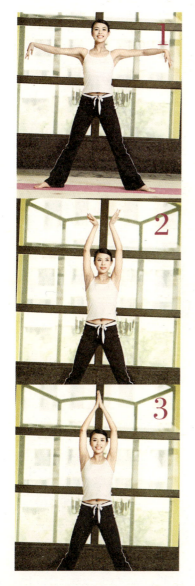

步骤

1. 站立成"大"字形。吸气，压腕，双手打开。

2. 手部向上提升，掌心向外，手背向上。呼气，压手腕，手背于头顶上方相对，再在头顶慢慢翻腕。

3. 双手成掌心相对状，合十于头顶，保持身体直立。挺胸，手肘可以稍微弯曲。

技巧

- 手臂在上下波浪时注意力量的集中点。
- 注意提腕与压腕的区别。
- 身体保持站立姿势，双腿膝盖伸直。

抬腿转体树式瑜伽

功效：
有助于腹部肌肉群的收紧，促进脾胃血液循环顺畅，使脾胃暖起来，改善脾胃功能。

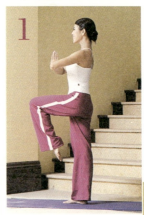

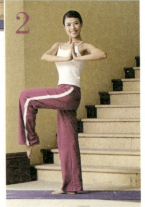

步骤

1. 站立，吸气，左脚放在身体前侧，呈前吸腿式，左腿脚背绷直。右脚支撑身体。吸气，手臂从两侧向上在头顶合十。呼气，将合十的手臂放于胸前，保持均匀呼吸。

2. 呼气，上体转向左侧，转动腰腹，脚的位置保持不变。

3. 吸气，上体还原到正中间。手臂经过胸前，伸展到头部上侧。

4. 呼气，左髋部向左侧打开，左膝朝向外侧。手臂打开放于肩两侧，掌心向上，呈弧形手。肩部放松。

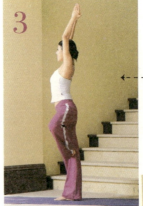

保持 10 秒

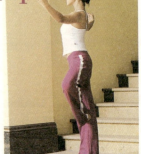

技巧

- 身体、肩膀放松，不要耸肩。
- 呼吸尽量均匀，保持匀速。

四枝棒式

功效：
有效锻炼腹部肌肉，改善脾胃器官的血液循环，保暖脾胃，改善消化功能和排毒功能。

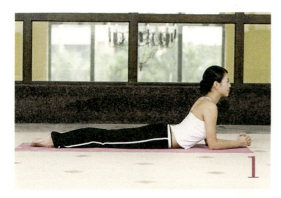

步骤

1. 匍匐于地面，双手掌心朝下，手大臂与小臂之间呈垂直线。头部向上抬起，整个下肢接触地面。双手在前方十指相扣，握紧拳头。

2. 呼气，勾起双脚，用脚尖撑住地面，脚跟朝上。再用脚跟的力量向后蹬，使双膝伸直并离开地面。吸气，用腹部与手肘的力量使整个身体离开地面。呼气，身体保持不动，眼睛凝视前方地面，腹部收紧，用手肘与脚尖的力量来控制全身的平衡。

3. 吸气，双脚用力蹬地，挺直双膝，臀部向上拱，前额在双手肘的中间接触地面。呼气，脚尖向上立起，收紧大腿肌肉，保持腹式呼吸。

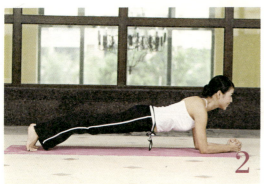

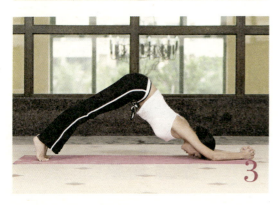

技巧

- 尽量让脚尖着地，臀部保持向上。
- 完成此动作应较缓慢，刚开始练习时可能会有头晕现象的出现，心脏病或哮喘病患者应小心练习。

腿部运动
GUIBUYUNDONG

快步走

快步走可防宫寒。宫寒的女性大都偏于安静沉稳，运动过多时容易感觉疲劳，快步走是最简便的办法。步行，尤其是在鹅卵石路上行走，能刺激足底的经络和穴位，可以疏通经脉、调畅气血、改善血液循环，使全身温暖。

小提示

- ☑ 双手用力摆动。先看看自己平时的走路姿势，改掉不好的习惯。比如有人走路时，喜欢驼背、背着手，这些是错误的，需要改正。"快步走"时一定要挺直脊柱，摆动双手。双臂的摆动会牵动全身肌肉运动，对于周身血液循环有很大帮助。

- ☑ 注意节奏感。节奏感强，呼吸才能平稳，才能通畅。有节奏的快步走对于心肺功能的改善也有很大的帮助。专家指出快步走时，前三步吸气，第四步呼出来，这样反复进行，其效果等同于我们常说的有氧运动。

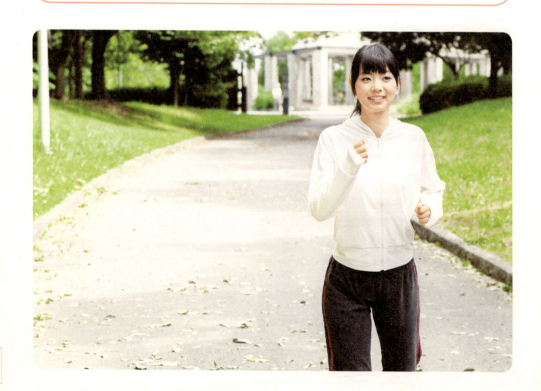

散步

散步时，肺的通气量比平时高很多，有利于呼吸系统功能的改善，能增加肺活量。另外，散步作为一种全身性的运动，能促进血液循环，使血流通畅，改善肺部，保暖肺部。中医认为，肺主气，肺功能强了，则气血畅通、暖肺暖身。

散步没有什么固定的时间，随时随地都可以进行，以下午时间段为宜。清晨的空气并不新鲜，晚上由于天黑可能看不清路面状况，也不适宜散步。选择下午锻炼，即使行程稍远，也有恢复的时间，还有利于晚上的睡眠。

小提示

- ☑ 抬头挺胸。如果走路的姿势过于拘谨，或是相反，动作特别夸张（像竞走运动员那样使劲摆肘疾走），那愉快的散步就会变成痛苦旅程了。正确姿势是——抬头，向前看，不要盯着地面；脖子、肩膀和背部要放松；臂肘微微弯曲，双臂自由摆动；脚底要像车轮一样依脚跟至脚尖的顺序落地，不要让脚后跟一下子跺在地上；腹肌轻微收缩，背部挺直，不要前弓或后仰。

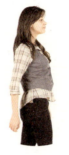

- ☑ 走自己的路。自由自在、不必照顾他人的行走才能更好地掌握步伐快慢。不要一开始就走得特别快，而应当在散步前 5 分钟里，由慢至快逐渐加快步伐，以便热身，然后在最后 5 分钟再由快放慢步伐。

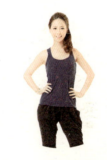

- ☑ 选鞋需讲究。选鞋时不应只看重品牌和价格，要以合适为根本原则，根据脚型选择相应的鞋。等长脚型（第一、二脚趾等长）或方形脚型（5 个脚趾基本等长）者，要选择头型较方或较宽的款式，防止脚趾被挤压损伤。

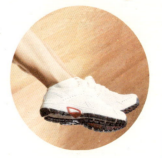

走台阶

走台阶是一项有氧运动，尤其以爬楼梯最常见，强度介于散步和慢跑之间。走台阶能提高肺功能，有利于增加肺活量，改善肺组织的弹性，还能提高肺的血气交换效率，进而提高血氧饱和度，保暖肺部，加快人体的新陈代谢。对女性而言，走台阶不但有助于养肺暖肺，还有利于减肥。

但是，走台阶时应注意以下几点：

1 走台阶的速度与持续时间应掌握好。初始锻炼者，应采取慢速度、长持续时间的方式，随着锻炼水平的提高，可以逐步加快速度或延长持续时间。

2 走台阶是一项较激烈的有氧锻炼形式，锻炼者须具备良好的健康状况，并严格遵守循序渐进的原则，以不感到吃力为度。

3 走台阶时不能穿高跟鞋。穿着高跟鞋走台阶时，膝关节负荷压力是体重的3倍；下台阶时增至7~9倍。运动时应选择一双舒适的平底鞋保护膝部软骨。

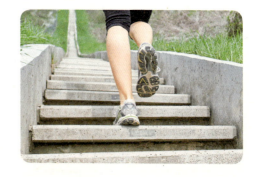

4 走台阶前最好做一下膝关节的准备活动。锻炼时应量力而行，循序渐进；最好在层与层之间放慢速度，以缓解膝盖的压力；在走台阶的过程中发现不适，应立即停止锻炼；特别需要注意的是，膝盖有陈旧性损伤的人，尽可能不要进行走台阶的锻炼。

5 掌握正确的走台阶方法。下台阶时，为了防止膝关节承受压力增大，应让前脚掌先着地，再过渡到全脚掌着地，以缓冲膝关节的压力；走台阶后可对膝关节局部按摩，平时最好多做下蹲、起立及静力半蹲等练习，使膝关节得到充分的运动，以防止其僵硬强直。

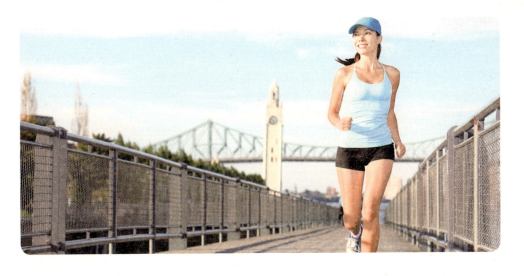

慢跑

慢跑，对于防止肺组织弹性衰退、增强肌肉与肌耐力、增进心肺功能、排毒等具有积极的作用。另外，慢跑使肺部增大通气量，消耗热量，有利于保暖身心，提升精神，使人心情愉悦。但是，慢跑适合长期坚持，最好不要随意间断，否则对身体调节不利。

从运动医学的角度看，晚上跑步更科学。只要掌握好运动强度，晚上跑步还会让人睡得更香。运动医学已经证明，早晨刚起来时，人体各脏器的运转仍处于较低水平，这时候锻炼对于心血管功能比较脆弱的人来说是较危险的。而人体的活动能力在晚上被充分开发出来，这时候跑步，身体更容易适应运动节奏。从外部环境来看，最新的研究表明，清晨空气中二氧化碳指数最高，而且前一天悬浮在空中的尘埃也并未完全消失，这时候慢跑远不如晚上的环境好。

小提示

- ☑ 跑步姿势要正确。跑步时，腿部应该放松。一条腿后蹬时，另一条腿屈膝前摆，小腿自然放松，依靠大腿的前摆动作带动髋部向前上方摆出。以脚跟先着地，然后迅速过渡到全脚掌着地。不能以全脚掌着地的方式跑步，长此以往易引发胫骨骨膜炎。跑步时自然摆臂也很重要。正确的摆臂姿势可以起到维持身体平衡、协调步频的作用。摆臂时肩部要放松，两臂各弯曲约成90°，两手半握拳，自然摆动，前摆时稍向内，后摆时稍向外。

- ☑ "工欲善其事，必先利其器"，有一双好的慢跑鞋，才不会因为运动伤害而"壮志未酬"、半途而废。典型的慢跑鞋要软、重量要轻，但是鞋底又要经得起反复摩擦才行，所以要注意选好鞋。

骑自行车

自行车运动是一种最能改善人们心肺功能的耐力性有氧运动,可改善心血管健康。有调查表明:与不骑车的人相比,每天骑自行车约 6.5 千米的人患心脏冠状动脉疾病的概率低 50%。所以,骑自行车对女人养心暖心具有很大帮助。

骑自行车运动的最佳时间是下午。在这个时间里,肌肉温暖,体力充沛,心率平稳,血压较低,身体状况最佳,选择这个时候锻炼往往能获得良好效果。

小提示

- ☑ 选择合适的自行车。公路自行车、山地自行车最好,如果实在没有,普通自行车也可以,只要我们能达到锻炼的目的就够了。

- ☑ 选择合适的骑行服装。比如刚入春时,平时穿的衣服比较厚,但如果骑行时穿的衣服也和户外不活动时的衣服厚度一样,那我们结束骑行时,可能已经大汗淋漓了。所以在骑行时应当根据需要适当增减衣服。

- ☑ 选择合适的鞋子。骑行时最好还是穿运动鞋,因为这样才有利于我们登踏脚踏板。

- ☑ 注意戴口罩。空气中的可吸入颗粒物会影响甚至伤害到我们的呼吸系统,根据空气状况,我们可以佩戴口罩。尤其早晨的空气温度较低,尘埃都漂浮在人体呼吸的高度范围内,更需要注意做好防护措施。

- ☑ 注意天气。晴朗天,我们骑车,一路各种风景尽收眼底;如果遇上雨天,那可就成了"落汤鸡";遇上大风,顺风时很舒服,逆风时就得推着车子走了。

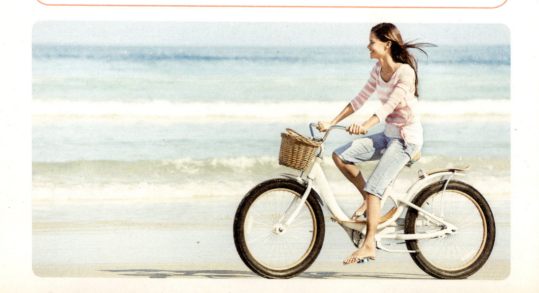

登山

登山时,肌肉的收缩不仅使身体向前移动,而且还会使身体向上抬高,这增加了心脏负荷,对心脏是一种极好的锻炼,日久天长就会使身体产生适应性变化。所以,登山能增强心脏的收缩能力,养心暖心,使心脏更加健康。

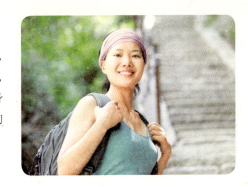

小提示

- ☑ 登山前应了解自己的健康状况,随身携带药物;有高山反应及身体不适者,不要逞强上山。

- ☑ 平时要注意锻炼体能,培养登山技能。如果你将要攀登的山比较高或者属于平时较少参加攀登运动的人,那么,在登山之前要做一些热身运动,即利用10～20分钟做一些肌肉伸展运动,尽量放松全身肌肉。

- ☑ 登山时尽量做到轻装上山,少带杂物,以减轻负荷;鞋子可选用球鞋、布鞋和旅游鞋等平底鞋,勿穿高跟鞋,以免登山吃力和造成危险。

- ☑ 登山前注意天气情况,适时增减衣服。遇雨时在山上用雨披而不要打雨伞,这是为了避雷电,并防止山上风大连人带伞给吹跑;雪天在山上走路更要注意防滑。

- ☑ 做到观景不走路,走路不观景;拍照时注意安全,选择能保障安全的地方和角度,尤其要注意岩石有无风化。

- ☑ 注意自身旅游安全,切勿擅自到未开发的旅游景点和危险山区游玩;尽量避免在无人管理的山地游玩;不在无救生人员管理的深潭、溪流水域游泳及戏水;依照警告、禁止标志的规定旅游。

- ☑ 向上攀登时,在每一步中增添一些弹跳动作,不仅省力,还会使人显得精神,充满活力。

- ☑ 登山时不要总往高处看,尤其是登山之初,因为双腿还没有习惯攀登动作,往上看往往使人产生一种疲惫感;向上攀登时,目光保留在自己前方三五米处最好;如果山路比较陡峭,则做"Z"字形攀登,比较省力。

球类运动
QIULEIYUNDONG

打篮球

篮球运动本身需要运动者具备跑、跳、投等多种运动技能，打篮球可加快身体的气血运行，改善血液循环，对心脏进行保暖。同时，打篮球可增强心肌收缩力及心脏负荷能力，使心脏更结实、更健壮、更有力量。

打篮球的好处

1 预防心血管病

打篮球可促使脉搏输出量增加，动脉血管壁的中膜增厚，平滑肌细胞和弹力纤维增加，冠状动脉口增粗，心肌毛细血管数量增加，使心脏本身在内的器官供血和机能的提高。同时，打篮球还可以使血压有所下降，并能降低血清胆固醇含量，对于预防高血压、冠心病有良好的作用。

2 增强心脏功能

打篮球时，由于肌肉的紧张活动，使心脏工作增加，心肌的血液供应和代谢加强，心肌纤维增粗，心壁增厚，心脏体积增大，外形圆满，搏动有力，心脏功能增强。研究表明，经常进行篮球运动可以显著地降低心血管病形成和发生的危险性。

3 控制体重与完美体形

打篮球能减少脂肪，增强肌肉力量，保持关节柔韧，从而控制体重、改善体形和外表。

4 提高消化系统的功能

打篮球可以促进体内营养物质的消耗，使整个肌体的代谢增强，从而提高食欲；另外，打篮球还会促进胃肠蠕动和消化液分泌，从而使整个消化系统的功能得到提高。

女性打篮球的注意事项

① 女性相对男性来说反应要慢些，所以打篮球时要注意训练自己的反应能力。

② 在运动前，一定要先热身。

③ 月经期间应避免进行激烈运动，如果因为比赛不得不上场时，一定要注意做好保暖的工作。

打羽毛球

羽毛球运动是一项能够训练人的手眼协调能力，使全身得到锻炼的体育项目。打羽毛球有助于运动全身筋骨，锻炼肝脏功能；可以促进身体汗腺的分泌，将身体内部的毒素排出，起到养肝暖肝的作用，同时改善女性的肤质；这项运动还能使全身舒畅，消耗多余的脂肪，减轻肝脏的负担。

打羽毛球还有以下好处

No.1 协调肢体

羽毛球运动需要眼、脑、手、脚、肩、腰、胳膊以及腿的综合协调的动作，打45分钟的羽毛球，需要进行200多次的身体调整，击球次数高达数百次，其中大部分动作需要大幅度挥动手臂击球，而每次又都需要身体各部分的协调和运动。所以打羽毛球可以让身体更加灵活协调，也起到保暖作用。

No.2 增强心血管和呼吸系统功能

无论是进行有规则的羽毛球比赛还是作为一般性的健身活动，都要在场地上不停地进行脚步移动、跳跃、转体、挥拍，合理地运用各种击球技术和步法将球在场上往返对击，从而增强上肢、下肢和腰部肌肉的力量，加快锻炼者全身血液循环，增强心血管系统和呼吸系统的功能。

No.3 提高反应能力

羽毛球运动要求练习者在短时间内对瞬息万变的球路做出判断，果断地进行反击，因此，能提高人体神经系统的灵敏性和协调性。通过打羽毛球，参与者的反应能力将得到充分锻炼，反应速度将明显提高。

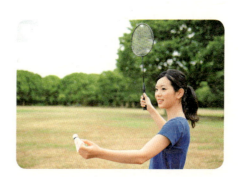

月经期间打羽毛球的注意事项

① 经期运动以调整练习为主，应避免猛弯腰、大跨步和剧烈跑跳，可以选择练习网前的技术动作和吊球。

② 月经期间要松弛腰、腹、背的紧张部位，多做一些伸展与呼吸相结合的舒缓性运动。

③ 活动时间不要过长，一般在15～30分钟为宜。

踢毽子

踢毽子有益于锻炼身体，对健康很有好处。从运动学角度分析，踢毽子的技术动作需要四肢通力配合，是一项全身运动，有利于锻炼膝盖、腿部、腰部。对女性而言，踢毽子还有利于改善肾脏的血液循环，增加肾脏血液流量，保暖肾脏，从而健全肾脏功能，对肾脏起到极佳的保养作用。

踢毽子还有以下好处

No.1 提高心肺功能

踢毽子时的激烈运动对人的呼吸、血液循环系统起到直接促进作用，不仅有利于心、肺功能的提高，而且还有促进消化和新陈代谢的作用。

No.2 协调肢体

毽子踢起来在空中飞舞，不能落地，要求人的反应必须高度灵活，动作要迅捷麻利，在瞬间完成踢的动作，从而增强人体大脑、眼睛、四肢的协调能力。

No.3 使人心情愉悦

踢毽子是男女老少皆宜的一项运动。众人在一起"群踢"时，放松的心境、欢快的节奏、紧张的场面，往往使人乐而忘疲、乐而忘忧，无形中增强了机体的活力和战胜困难、抵抗疾病的信心。

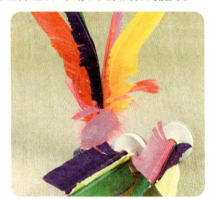

踢毽子的注意事项

① 穿着。最好穿布鞋或运动鞋及紧裤脚运动裤，以免裤脚影响踢毽子。

② 场地。场地要平坦，注意清除小石子，否则容易崴脚；同时尽量选择避风、空气流通的地方。

③ 暖身运动。踢毽子前应进行热身运动，活动各处关节，以预防肌肉拉伤或关节扭伤。

④ 踢毽子时两眼应注视毽子而不要看脚，随时调整身体的重心，使毽子呈直线下落。

⑤ 用餐或饱食之后、过度疲劳时，不宜踢毽子。

健身球

　　健身球适合所有人进行锻炼，甚至包括需要康复治疗的人，被视为一种康复工具，其健身效果良好，特别是对脊柱和骨盆的锻炼相对安全，不容易出现损伤。运用健身球进行不同的锻炼能对人体各部分起到不同的保暖作用，因此健身球也是保暖全身运动的最佳选择之一。

健身球还有以下好处

No.1 按摩

健身球有个独特的特点，就是球的表面有突起的地方，相当于按摩点。在使用健身球的时候，这些突起的位置会按摩我们的穴位，不仅起到健身的作用，也让我们的身体在健身球的按摩下得以放松。

No.2 减肥

使用健身球练瑜伽，既能够提高训练者的身体素质，也能够达到减肥的效果，其中以腰、腹部的瘦身效果最为显著。

No.3 提高人体的柔韧性、平衡能力、姿态美感及心肺功能

球瑜伽是把瑜伽的柔韧性和球的弹性、滚动性结合起来的健身运动，可以很好地辅助身体做伸展运动，增加身体的平衡性和柔韧性。

健身球运动的注意事项

1. 穿着。最好穿紧身的服装，因为在做运动时，人体时常会和球接触，宽松的衣服会使动作不灵便；鞋子选择防滑底的。此外，准备做健身球运动时应准备好水和毛巾，随时补充水分。

2. 初学者以小球练习，以方便控制为原则，熟练者可换大球练习。将球充气到八分满即可，使球身有弹性，方便做夹与抓握等动作。

3. 根据个人的身材选择瑜伽健身球的大小，身材娇小的女士，可以选择直径45厘米或者直径55厘米的瑜伽健身球，而直径65厘米和直径75厘米的瑜伽健身球更适合于身材高大的男士。除了尺寸的选择，更重要的一点就是要选择由正规厂家生产的结实耐用的健身球，弹性大且安全性强。

其他运动

跳舞

跳舞是一种集运动和娱乐于一身的活动，不仅能增进友谊、增加交流，还能促进身心健康。它是一项很好的减肥运动，可以消耗身体多余脂肪，刺激全部肌肉，有助于增强体质，减轻肝脏的压力，保护肝脏。另外，跳舞能促进血液循环，保暖身体的各个器官。总之，对女性而言，跳舞能使我们更加优雅、美丽。

舞蹈以有节奏的动作，借助音乐或者其他道具来综合体现其艺术效果与内涵，同时，不同种类的舞蹈有其对应的养生保健功效，一起来看看吧。

《红炉点雪·静坐功夫》里说："歌咏可以养性情，舞蹈可以养血脉，又不必静坐。"意思是说，舞蹈可以濡养血脉，流通气血。经常跳舞可以舒筋活血、疏通气息、调和脏腑、改善关节功能，从而使人健康长寿。民间谚语也有"手舞足蹈，疾病减少""手舞足蹈，百岁不老"的说法。所以我们可以通过跳舞以暖养自身，保护健康。

舞蹈种类丰富，各种舞蹈也有动静之分，年轻人喜欢街舞，因其动感十足、节奏欢快、热烈奔放；而中老年人偏向于舒缓优美、柔韧有余的舞步。人们在"辨证施治"的同时，更要有选择地"辨证施舞"，以畅行气血、舒展筋骨。

适合各年龄段的舞蹈种类介绍

1 18~24岁：芭蕾、民间舞、街舞等。针对修身方面，若想改善肌肉素质、柔韧性、协调性可以学习芭蕾舞；如果是想学习动律与练习舞蹈协调，可以选择民族舞；如果是热爱潮流文化、充满激情的学习者，可以考虑街舞、爵士、拉丁等。

2 25~35岁：肚皮舞、民间舞、现代舞、啦啦操。这个年龄段的练习者除了学习外更要注意保护骨骼和韧带。学习一些肚皮舞、民族舞、现代舞和啦啦操均能对自身起到不同程度的帮助。

3 40~55岁：中国舞、普拉提、广场舞等。中年时期，跳舞的热情仍在，但要注意负荷运动，保护好腰部与膝关节。可以学习一些韵律性舞蹈，开阔心境，比如民族舞、广场舞等。

4 55~65岁：这个年龄段的练习者在舞蹈活动中，要注意在得到乐趣的同时做好保护措施。冬天尤其要注意髋关节与膝关节的保护。每次舞蹈学习，以1个小时为标准，不宜过长。学习以自身乐趣为主，想跳什么就跳什么。

几种常见舞种的作用

1 民族舞

缓解抑郁，增强自信心：抑郁常见的症状是以情绪低落为主要特征，患者常表现为闷闷不乐或悲痛欲绝。民族舞基本题材都比较欢快，贴近生活，利于排解抑郁的心情，比如东北秧歌群舞《回娘家》、藏族舞独舞《天路》等。抑郁者对日常生活丧失兴趣、无愉快感，甚至还有自杀倾向，欢快而生活化的民族舞有利于重塑抑郁者对生活的热情，增强自信心，减少自卑感，帮助树立积极的生活态度。

2 伦巴

促进肠蠕动，排毒养颜：职场工作者也常常被称为坐班族，这一类人群最尴尬的就是越坐越突出的腰围，缺乏锻炼、腰部的脂肪累积是这类人群健康的隐患。腰腹处于人体枢纽位置，对上下消化道影响很大，练习伦巴舞能有效促进腰骶部有节律的运动，促进胃肠蠕动与消化液的分泌，排毒养颜，治疗便秘。

3 踢踏舞

另类足底按摩：踢踏舞中脚与地面的快节奏、高强度接触有利于刺激足底反射区，是一项另类的足底按摩锻炼方法。舞蹈时对足部的刺激可以改善血液循环，加强内分泌调节，刺激经络畅通，增强机体的免疫功能，起到扶正祛邪、防病治病、自我保健、强身健体、延缓衰老的作用。

4 探戈

预防颈椎病：长时间操作电脑，低头工作，躺在床上看电视、看书、玩电子产品，靠着椅背睡觉等这些不良的姿势均会使颈部肌肉长期处于疲劳状态，容易诱发颈椎病。练习探戈舞既可缓解疲劳，又能使颈间肌肉得到锻炼，使其韧度增强，从而加强颈段脊柱的稳定性，达到防治颈椎病的效果。

5 街舞

锻炼协调能力，强健关节：跳街舞的时候，身体各个关节尤其是较小的关节如腕关节、指关节、踝关节、脚趾关节等都需要活动，促进了这些关节的运动，有利于强健关节，预防关节炎等关节疾患。

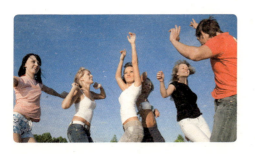

游泳

　　游泳是一项耗氧量很大的运动项目，是在水上靠自力漂浮、借自身肢体的动作在水中运动前进的技能。经常参加游泳活动，能使人体肌肉和内脏器官都得到全面锻炼，能均衡地提高机体各系统的功能。游泳还能使胸肌、膈肌和肋间肌等肌肉得到锻炼，从而改善肺的通气功能，提高呼吸效率。每周游泳2小时，可使宫缩能力提高1成以上，从而保持子宫内温度，宫缩力量增强不仅可以缓解痛经、减缓经期前后腰酸背痛，还能使妊娠分娩也变得轻松许多。

游泳益处多

　　增强呼吸系统功能：游泳时能够充分吸入氧气，呼出二氧化碳，使体内组织细胞新陈代谢旺盛，对防治慢性气管炎、改善肺气肿有良效。

　　增强心血管系统功能：游泳能大大增强心脏的功能，减少代谢废物在血管壁上的沉着。

　　增强大脑皮层的兴奋性：工作后到水中游泳片刻，便会感到精神振奋、疲劳消失、周身轻快。中老年人常游泳，可使脂肪类物质较好地代谢，避免脂肪在大网膜和皮下堆积导致肥胖。

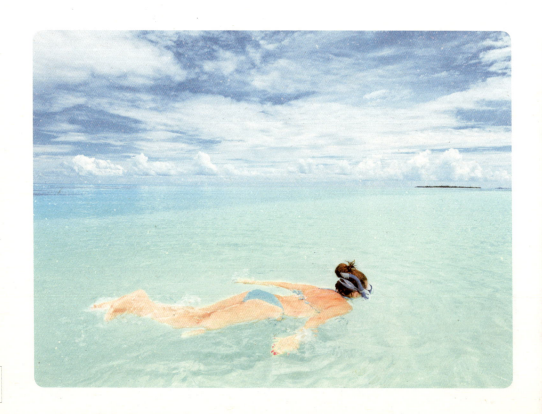

游泳前注意做好暖身运动

游泳前的暖身运动，不但能防止运动损伤，还能避免肢体在水中抽筋，遭遇安全事故。下面是一套简单的暖身操。

- ☐ 头部向前后左右转动，拉伸颈部肌肉，重复10次。
- ☐ 单臂轮流向后绕肩，然后双臂同时绕肩；单臂上举，向对侧弯腰并尽量伸展，换臂重复。
- ☐ 双腿并拢向前伸直坐于地上，双手向前伸以触到脚趾，保持几秒钟，然后重复。
- ☐ 一手经脑后伸向对侧肩部，肘尖向上，另一只手握住其肘部向对侧牵拉，换手臂重复。
- ☐ 两腿分开伸直坐于地上，身体弯向一侧使面部靠向膝盖，换一侧重复。
- ☐ 一腿向前伸直，一腿向后弯曲坐于地上，躯干向前伸展，然后向后仰身。重复几次，换另一条腿，同时轻转脚踝。

Tips 小贴士

游泳时经常会发生抽筋现象，主要是游泳时肌肉疲劳、过度紧张、水冷或动作不协调引起的。一旦发生抽筋现象，要保持头脑冷静，千万不要惊惶失措，应立即上岸，对抽筋的部位进行按摩，同时要注意保暖。

小腿抽筋，可深吸一口气，仰浮于水面，用抽筋腿对侧的手握住抽筋腿的脚趾，用力向身体方向拉紧，同时用同侧的手掌压在抽筋肢体的膝盖上，伸直抽筋小腿，之后再慢慢游回岸边。

大腿抽筋，先深吸一口气，仰浮于水面，弯曲抽筋腿与上体成直角，使膝关节弯曲，然后用两手抱住大腿，用力使上体贴在大腿上，之后再慢慢游回岸边。

最好不要独自一人外出游泳，最好和熟悉水性的人一起游泳，以便互相照顾；要清楚自己的身体健康状况，平时四肢就容易抽筋者不宜参加游泳或不要到深水区游泳；在游泳中如果突然觉得身体不舒服，如眩晕、恶心、心慌、气短等，要立即上岸休息或呼救。

暖身操

身体吸收物质从而产生能量,而血液则是运输人体所需物质的途径,如果物质不到位,没有能量生成,便会感到寒冷,所以当感到寒性入侵时,可以做做暖身操,促进血液循环,维持人体体温。

暖身操一

1. 双腿打开宽于肩,右手垂直放在右腿的大腿根处,左手撑在腰间,身体向右倾压,身体重心向下。反向重复。

2. 左手弯曲放在脖子后,右手轻握左臂,右手向上推左臂,直至手腕。反向重复。

3. 平躺在地上,右腿弯曲成90°,左腿尽力向上伸直,双手握住左腿的脚踝向下推至大腿根部。反向重复。

4. 侧躺在地上,一手向前伸直,一手支撑。双腿并拢弯曲成90°,然后尽力向上抬起腿,但抬起的腿仍旧保持90°。反向抬另外一条腿重复。

暖身操二

每个动作5个为1组,每日早晚各5组。在动作的最大位置保持3~5秒,动作尽量缓慢,配合呼吸进行。

暖手操

/1/ 抖动双手手腕。
/2/ 双手握空拳,拳心向下,将双拳相碰撞;拳心相对,将双拳相碰撞;拳心向上,将双拳相碰撞。
/3/ 十指放松,虎口相对碰撞。
/4/ 除大拇指外的其他四指交叉撞击。
/5/ 用一只手的两指将另一只手的手指依次夹抹,能够发出啪啪的声音最好,也可以将双手十指交叉摩擦,效果一样。

注:每节必须做100次(力度自己调整),一套做完需6分钟左右。

/1/ 贴墙式俯卧撑：双脚打开与肩同宽；双手撑住墙面，保持颈部不动，抬头至极限，以50个为一组。

/2/ 大鹏展翅：轻轻弯腰至90°，两只手臂向斜后方伸展开，双眼注视前方，坚持5分钟。

/1/ 两膝稍弯曲，以膝盖不超过脚尖为宜，双手平举，目视前方，坚持1分钟，根据个人情况逐步加长时间。

/2/ 坐在椅子上，双脚平放在地面上，左右膝伸直，保持伸腿姿势5～10秒（量力而行），慢慢放下，双腿交叉练习，重复10～20次。

/1/ 跪在地上，然后把双手放在腰部后面，一边吸气一边头部往后仰。

/2/ 慢慢地吐气，整个身体向前倾，直到头碰到地面。

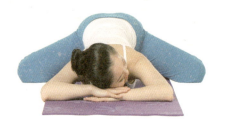
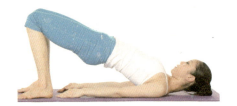

暖宫操

/1/ 双膝分开跪在垫子上，向前弯腰，让胸部尽量接近垫子，保持5分钟。
/2/ 平躺在垫子上，做收腹提臀运动，臀部在空中尽量保持3~5分钟，感觉子宫随身体一起收缩。

注：每周做3~4次暖宫操，有助于温暖子宫，改善女性寒凉体质。

暖宫小贴士

女性身体属阴性，冬季容易出现手脚冰凉、气血不足的现象。子宫温暖，体内气血运行通畅，按时盈亏，经期如常。如果子宫受寒邪困扰，就会引发月经不调，影响正常的受孕生育。中医常说的"宫寒"，指的就是子宫因受寒邪而呈现的功能严重低下的状态。除了不孕不育，宫寒还会导致痛经、黄褐斑增多、性欲降低等各种症状。下面是一些日常能改善宫寒的小方法。

/1/ 首先是饮食调理，多吃补气暖身的食物，如核桃、红枣、花生；每日午餐或晚餐后喝1杯姜茶，能主动化解体内寒气，长期坚持对调理宫寒十分有益；同时注意少吃寒性食物，如冷饮、绿豆、苦瓜等。

/2/ 给子宫保暖，注意下身要少受寒凉，给小腹、腰部和双脚保暖。月经期间，女性不要久坐在冰冷的凳子上。

/3/ "动则生阳"，运动可以改善体质，每天保证走路半小时，能改善血液循环。平日多用热水烫脚，刺激足底的经络和穴位，使全身温暖。

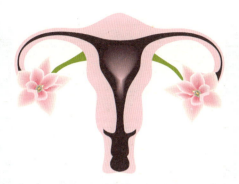

暖身操三

- ☑ **全身舒展运动**：身体直立，双腿分开，两手交叉。伸直双臂，将掌心朝下压，维持20秒；双臂举过头顶，掌心向上，伸展双臂，维持20秒。

- ☑ **上臂拉伸运动**：双臂上举，手心相对，以肘部为中心弯曲。右手手掌先扶住左手肘部，向右方拉伸，维持20秒，然后换边。

- ☑ **胸肩扩展运动**：双腿分开，上身下倾至水平，双臂往后抬举至背部上方，两手手指交叉，掌心向下，向后伸展，维持30秒。

- ☑ **腿部拉伸运动**：双腿分开，上身下倾至水平，左手从背后绕过扶住右侧腰部，右手顺着左腿往下压，维持20秒，然后换边。

- ☑ **腹部收紧运动**：挺腰直背坐在椅子上，双手向后抓住椅子两侧，双腿朝前伸直，撑起双臂，以脚跟为支撑点挺起胸腹部成一条直线，维持30秒。

Part 5

自己就能做
的暖养理疗

日常多进行运动,
有利于女性朋友驱寒暖养,保持健康。
艾灸、按摩、泡澡、泡脚等理疗方法
也有很好的养身驱寒的功效。
暖养理疗,让你更加健康美丽。

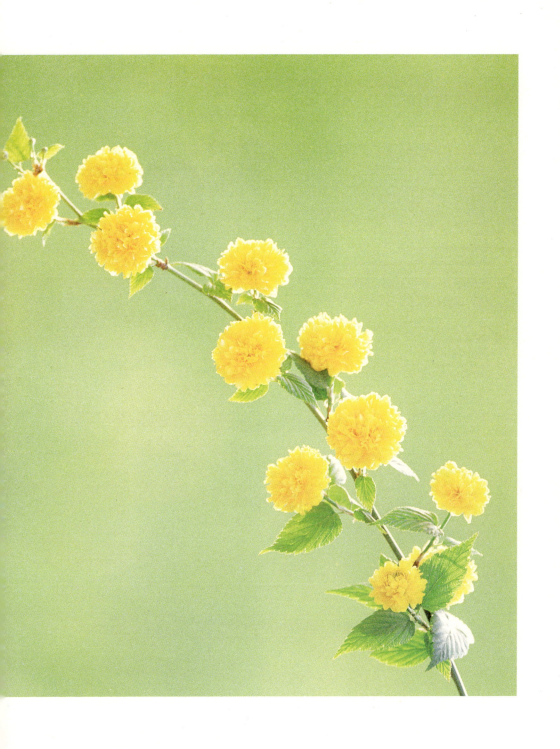

"灸"出暖暖好身体

艾灸关元穴

"关"是关卡的意思,"元"指元首、首脑的意思。下部气血上传时,在经过本穴会得到整顿,整顿后只有小部分可继续上传,故名曰"关元"。

取穴方法

取仰卧位,在下腹部,肚脐眼下3寸,约下4横指处。

艾灸方法

点燃的艾条放入艾灸盒中,灸治关元穴10～15分钟,使皮肤有温热感而不至于烧伤皮肤,以出现红晕为度。

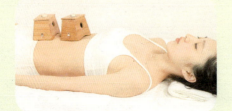

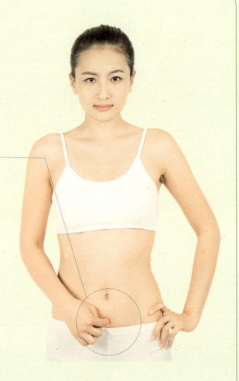

艾灸功效

艾灸关元穴可增强人体阳气,补虚益损。对阳气不足、怕冷等症状较有效,具有培元固本、温暖子宫的作用。

+ 注意事项:过度疲劳、过饥、过饱、酒醉、情绪不稳时忌灸,妇女经期忌灸。

艾灸气海穴

"气"指的是元气,"海"是汇聚的意思。本穴是元气的汇聚之地,故名为"气海"。

取穴方法

取仰卧位,在下腹部,肚脐眼下1.5寸,约下2横指处。

艾灸方法

将点燃的艾条悬于所需施灸的穴位上熏灸。艾灸时,点燃的一端距离皮肤约3厘米,一般灸10分钟左右。

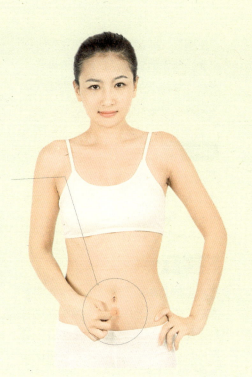

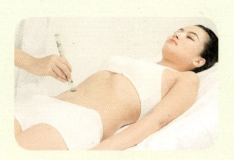

艾灸功效

艾灸气海穴具有温养、强壮全身的作用。对体质虚弱的人来说,艾灸此穴对宫寒、月经不调、崩漏、不孕有防治作用。

➕ 注意事项: 因施灸时要暴露部分体表部位,在冬季要做好保暖措施,在夏天要防中暑。

艾灸三阴交穴

"三阴",即足三阴经;"交",即交会。此穴的意思是指足部的脾经、肝经、肾经三条阴经中气血物质在本穴交会,所以名曰"三阴交"。

取穴方法

内踝尖向上,取自己的手指4指宽,按压有一骨头为胫骨,胫骨后缘靠近骨边凹陷处即是。

艾灸方法

将点燃的艾条悬于所需施灸的穴位上熏灸。艾灸时,点燃的一端距离皮肤约3厘米,一般灸10分钟左右,灸至皮肤有温热感,而又不致烧伤皮肤为度。

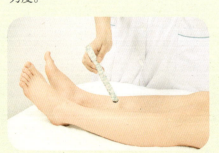

艾灸功效

艾灸此穴位,对月经不调、经闭、不孕、宫寒等症有辅助治疗作用。

➕ **注意事项**:对于因施灸不当,局部烫伤产生的灸疮,不要把疮弄破,及时用消炎药处置。

艾灸膻中穴

"膻"这里指的是胸部,"中"指中央、中点的意思。本穴位于胸前正中线上,两乳头连线的中点处,故称为"膻中"。

取穴方法

左右乳头平行连接连线的中点。

艾灸方法

将点燃的艾条悬于所需施灸的穴位上,灸5~10分钟,一天一次。

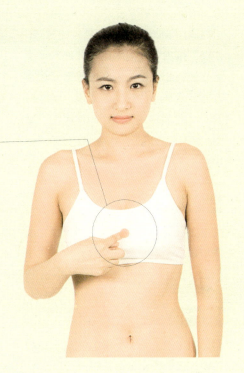

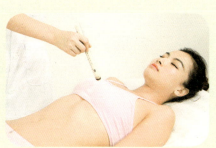

艾灸功效

此穴有募集心包经气血、暖气暖心之功效,主治胸痛、腹痛、呼吸困难、心悸、心绞痛等病症。

➕ **注意事项**:施灸时要思想集中,以免艾条移动,不在穴位上,徒伤皮肉。

艾灸神门穴

"神",即神魂、魂魄、精神的意思;"门"指出入之处为门。此处穴位属于心经,心藏神,因此能够治疗神志方面的疾病。治疗此处穴位,能够打开心气的郁结,使抑郁的神志得以舒畅,使心神能有所依附,所以名曰"神门穴"。

取穴方法

仰掌,豌豆骨的桡侧缘,即尺侧腕屈肌腱附着于腕豆骨的桡侧,于掌后横纹上。

艾灸方法

用艾条雀啄灸法灸治神门穴位10～15分钟。对侧同样。

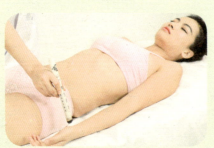

艾灸功效

艾灸此穴可补益心经元气,温养心脏。心安万事安,心脏的元气充足,各种心血管系统的疾病及由此导致的精神方面疾病都会得到改善。

➕ 注意事项: 初次艾灸时要掌握好刺激量,循序渐进,先小剂量艾灸,以后再加大剂量。

艾灸大椎穴

"大"，指形状大小；"椎"，指锥子，一种锤击的工具。本穴在第7颈椎骨棘突隆起最高处下方，故名"大椎"。

取穴方法

取正坐位，低头，在颈部于背部交界处，后脖子正中隆起最高的脊椎骨下方凹陷处取穴。

艾灸方法

将艾条点燃后，悬于穴位之上熏烤。艾条距离皮肤应适宜，既要有温热舒服的感觉，又不可伤到皮肤。每次10分钟。

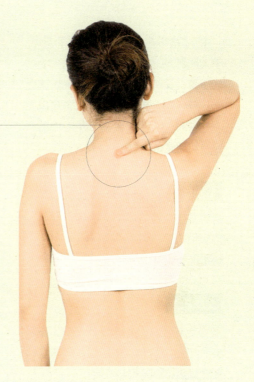

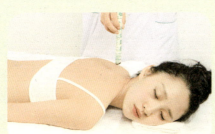

艾灸功效

大椎穴是督脉与诸阳经之会，有生阳强壮的作用，为强壮保健要穴之一，灸之可以增强卫气功能、疏风散寒、解表退热、暖肺护肺。

✚ **注意事项**：施灸时要精神集中。

艾灸中府穴

"中",指中焦;"府"是聚集的意思。手太阴肺经之脉起于中焦,此穴为中气所聚,又为肺之募穴,藏气结聚之处。肺、脾、胃合气于此穴,所以名为"中府"。此穴收募三焦腑中的气态物输送到手太阴肺经。

取穴方法

两手叉腰立正,锁骨外侧端下缘的三角窝中心是云门穴,此窝正中直下1横指处为中府穴。

艾灸方法

点燃艾条一端,对准施灸穴位,距离皮肤2～3厘米,进行熏烤,感觉局部有温热感而无灼痛为宜。

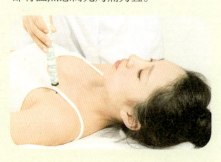

艾灸功效

中府穴为肺经募穴,其功能是募集其他脏经传来的气血物质再输送给肺经,能肃降肺气、和胃利水、健脾补气,治疗咳嗽、气喘、肺胀满、胸痛等。

+ 注意事项:施灸时要集中精神,并且要拿捏好时间,以免烫伤。

艾灸血海穴

"血",受热变成的红色液体;"海",大。本穴为脾经所生之血的聚集之处。本穴物质为阴陵泉穴外流水液气化上行的水湿之气,为较高温度、较高浓度的水湿之气,在本穴呈聚集之状,气血物质充斥的范围巨大如海,所以名"血海"。

取穴方法

取坐位,将腿绷直,在膝盖内侧会出现一个凹陷的地方,在凹陷的上方有一块隆起的肌肉,肌肉的顶端即是血海穴。

艾灸方法

将点燃的艾条悬于该穴之上,灸5~10分钟。

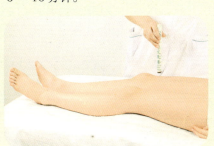

艾灸功效

血海属于足太阴脾经穴,具有活血理脾的作用,而脾土生肺金,脾旺则肺气足,皮肤健康。艾灸此穴,对于温肺暖肺有很好的效果。

➕ **注意事项**:施灸后要多喝温开水。

艾灸神阙穴

"神",指的是神行、神气;"阙",指门楼、牌坊。该穴是神气运行的门户,故名为"神阙",位于腹中部,脐中央。

取穴方法

取仰卧位,位于肚脐中央处。

艾灸方法

用艾灸盒,在该穴位上灸治10～15分钟。

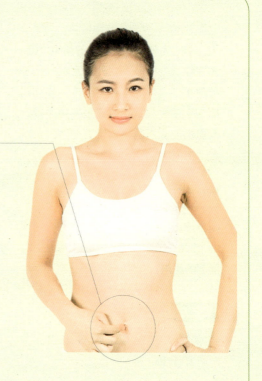

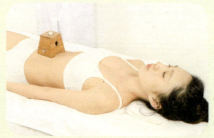

艾灸功效

灸此穴有温补元阳、健运脾胃、复苏固脱之养生功效。常灸神阙穴,可起到强壮体质、延年益寿、暖肾利体的作用。

+ 注意事项:在施灸时要集中精神,以免烧烫伤患者皮肤。

艾灸中极穴

"中"这里是指穴内,"极"指顶端的意思。本穴的寓意为任脉气血在此处达到了最高点,故名"中极"。

取穴方法
取仰卧位,在下腹部,肚脐下4寸。

艾灸方法
将艾灸盒放于中极穴上灸治10~15分钟。

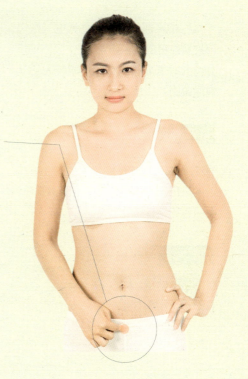

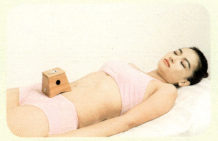

艾灸功效

此穴有健脾益气、暖肾固精的作用,主治小便不利、阳痿、早泄、遗精、膀胱炎、精力不济、月经不调、痛经等病症。

✚ **注意事项**:对于养生保健灸,要长期坚持,偶尔艾灸是收不到预期效果的。

艾灸足三里穴

"足"指足部的意思,"三里"指穴内物质作用的范围的意思。"足三里"意指胃经气血物质在此形成较大的气血场范围。

取穴方法

屈膝成90°,由外膝眼(犊鼻穴)往下4横指,小腿两骨之间(胫、腓骨)距颈骨约1横指处即是。

艾灸方法

用艾条悬灸法灸治足三里穴,10~15分钟为宜。

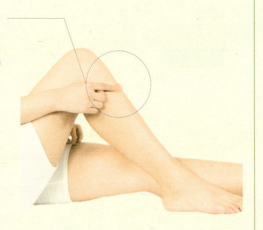

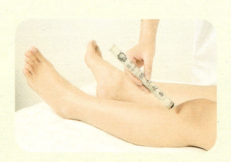

艾灸功效

具有气血双补作用,能增强人体免疫力,增强体质。足三里被认为是男性养生第一大穴,能够调理脾胃、补中益肾、补肾壮阳,对治疗肾脏虚弱、寒冷等症有帮助。

➕ **注意事项**:艾灸施治时间应循序渐进,施灸穴位的数量由少至多,热度也是逐渐增加的。

艾灸行间穴

"行"，行走、流动、离开之意；"间"，即二者当中。此穴的意思是指肝经的水湿风气由此顺传而上。本穴物质为大敦穴传来的湿重水气，至本穴后吸热并循肝经向上传输，气血物质遵循其应有的道路而行，所以名"行间"。

取穴方法

在足背面，第一脚趾和第二脚趾中间凹陷处。此穴位为人体足厥阴肝经上的主要穴道之一。

艾灸方法

用艾条回旋灸法灸治10～15分钟。

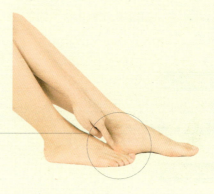

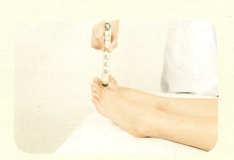

艾灸功效

现代常用于治疗高血压、青光眼、结膜炎、睾丸炎、功能性子宫出血、肋间神经痛等，还能暖肝疏气，治疗因肝气郁结引起的疾病。

✚ **注意事项**：尽量调整呼吸，使刺激穴位时身体处于呼气状态，以能取得较好的治疗效果。

每天"按一按"，寒气靠边站

按摩天枢穴

胃经上、下两部经脉的气血相交本穴后，因其气血饱满，除胃经外无其他出路，因此上行与胃经处于相近层次的大肠经，也就是向更高的天部输送，故称"天枢"。

取穴方法

站立或仰卧，位于腹部，由脐中水平旁开2横指即是本穴。

按摩方法

采用指揉法按揉天枢穴1～2分钟，以出现酸痛感为宜。

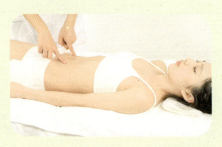

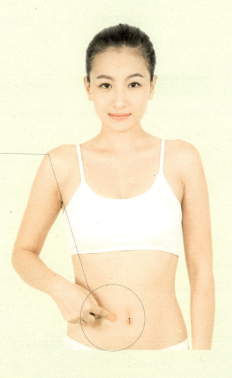

按摩功效

按摩天枢穴可疏理脏经、理气行滞、疏缓腹胀，还可驱寒暖宫，助全身通畅、通便，帮助女性瘦身，消除腹部脂肪。

注意事项：按摩时应避开骨骼突起处，以免挤伤骨膜，造成不必要的痛苦。

按摩隐白穴

"隐",隐秘、隐藏;"白",肺之色,气。此穴的意思是指脾经体内经脉的阳热之气由本穴外出脾经体表经脉。本穴穴内气血为脾经体内经脉外传之气,因气为蒸发外出,有不被人所觉察之态,如隐秘之象,所以名曰"隐白"。

取穴方法

正坐,脚抬起,用拇指按压足大趾内侧趾甲角旁即是。

按摩方法

用左手拇指按压右足隐白穴,左右旋按20次;然后用右手拇指按压左足隐白穴。

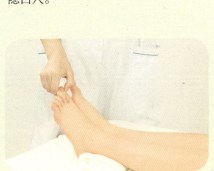

按摩功效

隐白穴是足太阴脾经的井穴,是治疗月经过多、崩漏的要穴,现代常用于治疗功能性子宫出血、上消化道出血、急性肠炎、精神分裂症、神经衰弱、脾虚等症。

➕ **注意事项**:按摩时患者应先用热水洗脚,全身放松仰卧于床上,双腿伸直。

按摩阴陵泉穴

"阴",水的意思;"陵",土丘的意思;"泉",水泉穴。此穴的意思是指脾经地部流行的经水和脾土物质的混合物在此穴中聚合堆积。此穴物质为地机穴流来的泥水混合物。

取穴方法

小腿内侧,从膝关节向下到胫骨内侧凹陷即是。

按摩方法

拇指指端放于阴陵泉穴处,先顺时针方向按揉2分钟,再点按半分钟,以有酸胀感为度。

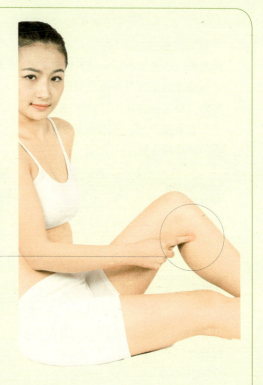

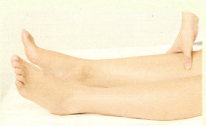

按摩功效

此穴可通经活络,尤其是在湿热的夏季,经常按摩阴陵泉,能为心脏裹上一层"保护膜",不受暑湿之气的侵害,起到护心暖心的功效。

注意事项:按摩前患者应先用热水洗脚。

按摩合谷穴

"合",会合;"谷",山谷。该穴在拇指和食指的指尖相合时,在两指骨间有一处低陷如山谷的部位,所以名曰"合谷"。

取穴方法

以一手的拇指指间关节横纹,放在另一手拇指、食指之间的指蹼缘上,当拇指尖下即是。

按摩方法

采用指按法按压合谷穴1~2分钟,以出现酸痛感为宜。

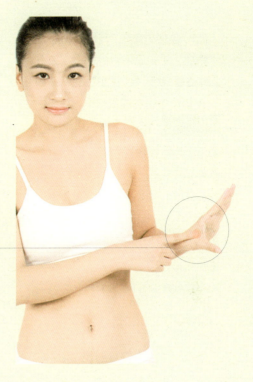

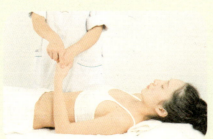

按摩功效

该穴为人体手阳明大肠经上的重要穴道之一。中医讲,肺与大肠相表里,肺功能弱了,体内毒素便会在大肠经瘀积。故按摩此穴可健肺暖肺、排毒养颜。

✚ **注意事项**:指压时应朝小指方向用力,而并非垂直于手背,直上直下按压。

按摩肾俞穴

"肾",肾脏的意思;"俞",输的意思。"肾俞"的意思是肾脏的寒湿水气由此外输膀胱经,故"肾俞"别名"高盖"。

取穴方法

采用俯卧姿势,肾俞穴位于人体腰部,当第二腰椎棘突下,左右旁开2指(中指、食指)宽处。

按摩方法

将双手拇指指端放在肾俞穴,用一定的力量点按,并持续数秒钟。

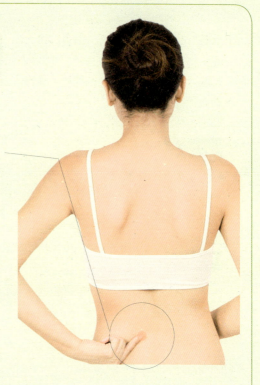

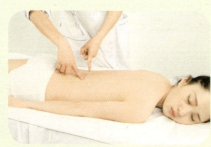

按摩功效

肾俞穴是肾经的主要穴位,经常按压可以强壮肾气、暖肾强肾,尤其对月经不调、性冷淡的女性有帮助。

注意事项:按摩前需将手洗干净。

按摩膈俞穴

"膈",心之下、脾之上,膈膜也;"俞",输也。"膈俞"的意思是指膈膜中的气血物质由本穴外输膀胱经。本穴物质来自心之下、脾之上的膈膜之中,故称"膈俞穴"。

取穴方法

坐位或俯卧位,当第七胸椎棘突下,左右旁开2指宽处。

按摩方法

采用拇指端点法,点压膈俞穴1~2分钟,以出现酸痛感为宜。

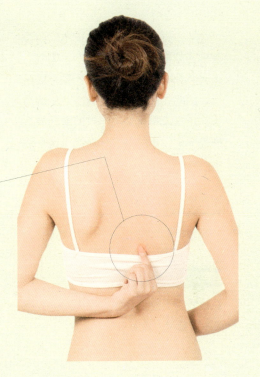

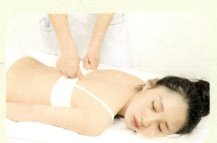

按摩功效

该穴具有理气、宽中、和胃、强肾暖肾、降血压、调节血糖的功效。按摩膈俞穴,可以促使血液流通,同时具有养血活血的作用。

✚ **注意事项**:空腹或是饭后1小时内,不宜进行按摩治疗。

按摩商阳穴

"商",古之计时器,此指本穴的微观形态如漏刻滴孔;"阳",阳气。人体内部的温压场高于外部的温压场,因此大肠经体内经脉所产生的高温高压气态物就会由本穴的漏刻滴孔向外喷射,正是本穴气血物质这一运动特征,所以名曰"商阳"。

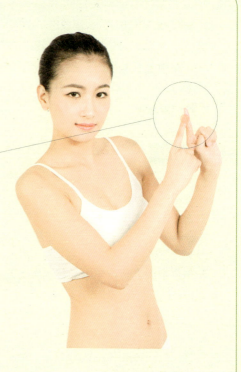

取穴方法
位于食指末节桡侧,距指甲角0.1寸。

按摩方法
在该穴位上绕圈揉按,每个穴位按摩3~5分钟,重复5次。

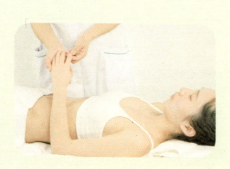

按摩功效
商阳穴是一个调理内息与肠胃的穴道,位于大肠经脉上。经常掐一掐此穴,能调节消化道功能,加快人体新陈代谢,有强壮身体、养阴益肾的作用。

+ 注意事项:按摩的手法要轻,按摩至皮肤微微发热或有红晕即可。

按摩脾俞穴

"脾",脾脏也;"俞",输也。"脾俞"的意思是指脾脏的湿热之气由此外输膀胱经,故称"脾俞"。

取穴方法

正坐或俯卧姿势,位于背部,当第十一棘突下,左右旁开2指宽处。

按摩方法

用指尖强力按压背部脾俞穴3次,每次3~5秒钟,然后将手按放在脾胃部位,先自右向左平推30次,再自左向右平推30次。

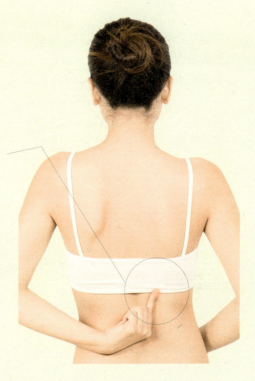

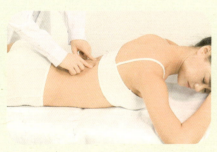

按摩功效

按摩此穴,有利湿升清、健脾和胃、益气壮阳的功效,能缓解治疗脘腹胀痛、胃下垂、胃炎、胃出血、消化不良等。

✚ **注意事项**:按摩时,手掌要紧贴皮肤,向下的压力不要过大。

按摩涌泉穴

"涌",外涌而出;"泉",泉水。此穴的意思是指体内肾经的经水由此外涌而出体表。本穴为肾经经脉的第一要穴,它连通肾经的体内体表经脉,使肾经体内经脉中的高温高压的水液由此外涌而出体表,所以名曰"涌泉"。

取穴方法

位于脚底中线前1/3交点处,即当脚屈趾时,脚底前凹陷处即是。

按摩方法

用双拇指从足跟向足尖方向按摩涌泉穴处,做前后反复的推搓;或用双手掌自然轻缓地拍打涌泉穴,以足底有热感为宜。

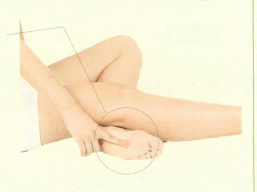

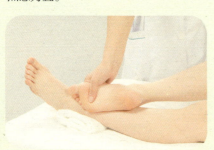

按摩功效

经常按摩涌泉穴,可以使人肾精充足、耳聪目明、精神充沛、暖身益肾、腰膝壮实不软、行走有力。

注意事项:按摩时患者应先用热水洗脚,使全身放松再操作。

按摩太溪穴

"太",大;"溪",溪流。此穴的意思是指肾经水液在此形成较大的溪水。本穴物质为然谷穴传来的冷降之水,至本穴后,冷降水液形成了较为宽大的浅溪,所以名曰"太溪"。

取穴方法

找到内踝尖和足踝后部肌腱,其之间的凹陷处即是。

按摩方法

按揉时可用拇指按揉,每次按揉5分钟左右便可。

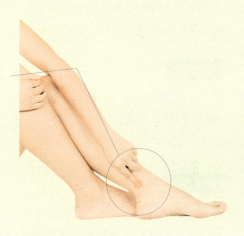

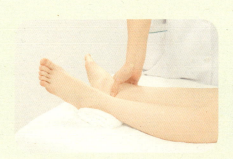

按摩功效

刺激太溪穴具有明显提高肾功能、益肾暖肾的作用,主治肾脏病、牙痛、喉咙肿痛、手脚冰凉、女性生理不顺、关节炎、精力不济、手脚无力、风湿痛等。

✚ **注意事项**:在按摩过程中如果呈现青紫瘀斑等症状,应立即停止按摩,休息几天。

按摩鱼际穴

"鱼",比喻水中之物,阴中之阳;"际",际会、会聚的意思。因为鱼际穴位于大拇指后内侧,在隆起犹如鱼形的肌肉边际的凹陷处,所以名曰"鱼际"。鱼际的意思就是指穴位内的气血由阴向阳的变化。

取穴方法

以一手手掌轻握另一手手背,弯曲大拇指,以指甲尖垂直下按第一掌骨侧中点的肉际即是。

按摩方法

每日早起,用拇指或食指依次按揉鱼际穴3分钟。晚上临睡前用热水泡脚,然后再依次按揉鱼际穴3分钟。

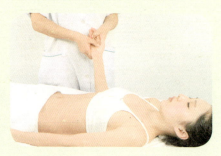

按摩功效

养肝可常按鱼际穴,能泻热开窍、回阳救逆、利咽镇痉、护肝暖肝,主治咽喉肿痛、咳嗽、鼻衄、脑卒中昏迷、中暑、呕吐、癫狂、高热、小儿惊风。

➕ **注意事项**:按摩时可在选定部位涂抹少量凡士林,以润滑皮肤、防止擦伤。

按摩期门穴

"期",期望;"门",门户。本穴处于气血物质的空虚状态,但其又因处于人体前正中线及侧正中线的中间位置,既无热气在此冷降也无经水在此停驻,所以本穴作为肝经募穴,尽管其穴内气血空虚,却募集不到气血物质,唯有期望等待,故名曰"期门"。

取穴方法

乳头直下第六肋间隙中,也就是乳头下两肋间隙即是。

按摩方法

按摩时用手从后向前推该穴位,一次做36次,一天做3次。

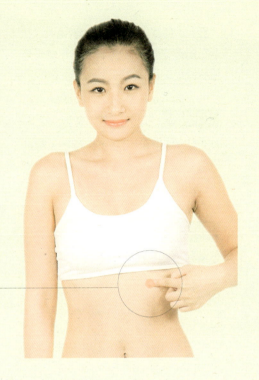

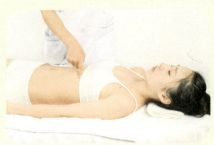

按摩功效

本穴为肝经的最上一穴,可健脾疏肝、理气活血、养肝暖肝,主治胸胁胀满疼痛、呕吐、呃逆、吞酸、腹胀、泄泻、饥不欲食、胸中热、喘咳、疟疾等症。

✚ **注意事项**:切忌急于求成,避免因手法不当而使关节受损或发生病理性骨折。

按摩肝俞穴

"肝",肝脏也;"俞",输也。"肝俞"的意思指肝脏的水湿风气由此外输膀胱经,故称"肝俞"。

取穴方法

正坐或俯卧的取穴姿势,位于人体的背部脊椎旁,第九胸椎棘突下,左右2指宽处。

按摩方法

用拇指指腹点揉肝俞穴,1~3分钟即可。

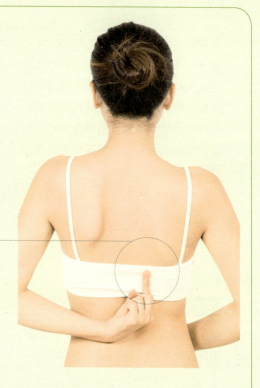

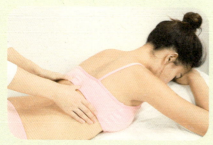

按摩功效

现代常用于治疗急慢性肝炎、胆囊炎、结膜炎、夜盲症、近视等。刺激此穴有利于肝脏疾病的防治,所以养肝、护肝、暖肝可常按摩此穴。

➕ **注意事项**:按摩时用力不可过大,手法要轻柔缓和,以有酸胀微痛感为准。

按摩大敦穴

"大敦",在此意指穴内气血的生发特性。本穴物质为体内肝经外输的温热水液,而本穴又为肝经之穴,时值为春,水液由本穴的地部孔隙外出体表后蒸升扩散,表现出春天气息的生发特性,如大树敦在春天生发新枝一般,所以名曰"大敦"。

取穴方法

找到足大趾内侧指甲,旁开0.1寸处即是。

按摩方法

用手指指尖垂直掐按大敦穴,对侧以同样方法操作,1～3分钟为宜。

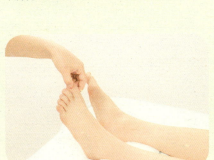

按摩功效

大敦穴是肝经的第一个穴位,按摩大敦穴能达到清肝明目、暖肝疏气之功效,可使人头脑清醒、神清气爽。

✚ **注意事项**:手指的动作、力度、速度等方面都要保持一致,不能一会儿快一会儿慢。

按摩日月穴

"日"为阳,"月"为阴。本穴可调和阴阳,掌控身体机能,是维持健康重要的穴,故名曰"日月"。

取穴方法

日月穴为人体足少阳胆经上的一个主要穴道。取穴时,可采用仰卧的姿势,日月穴位于人体的上腹部,乳头正下方的肋骨和腹部交接处,第七肋间隙中。

按摩方法

用手指指腹垂直点按日月穴,并向两侧拨动,各按揉1~3分钟。

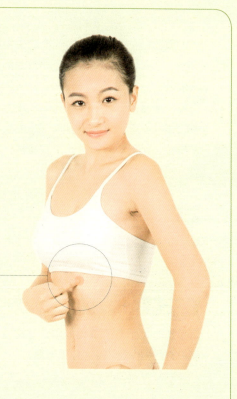

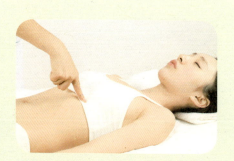

按摩功效

按摩此穴对疏通肝经、暖肝护肝、制怒有很好的作用。肝经通畅了,人不发"脾气"了,高血压也就降下来了。

✚ **注意事项**:为了防止擦伤皮肤,还可以使用一些按摩精油。

按摩内关穴

"内",内部;"关",关卡。此穴的意思是指心包经的体表经水由此穴位注入体内。间使穴传来的地部经水,流至本穴后,由本穴的地部孔隙从地之表部注入心包经的体内经脉,心包经体内经脉经水的汽化之气,无法从本穴的地部孔隙外出体表,如同被关卡阻挡住一样,所以名曰"内关"。

取穴方法

将右手食指、中指、无名指并拢,无名指放在左手腕横纹上,这时右手食指和左手手腕交叉点的中点就是该穴。

按摩方法

一次用手轻轻按摩该穴30下。

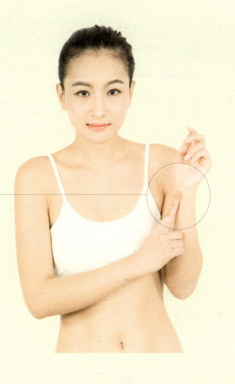

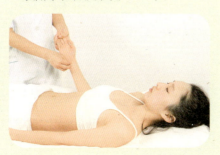

该穴为人体手厥阴心包经上的重要穴道之一,是多种疾病按摩治疗时的首选穴。主治孕吐、眼睛充血、胸肋痛、上腹痛、心绞痛、月经痛、呃逆、腹泻、精神异常等,可以镇静安神、养肝暖肝。

➕ 注意事项:在按摩过程中,应该做到全身肌肉放松,使全身经脉疏通、气血流畅。

按摩劳宫穴

"劳",劳作的意思;"宫",宫殿的意思。此穴的意思是指心包经的高热之气在此处穴位带动脾土中的水湿汽化为气,穴内的地部脾土未受其气血之生,反而付出其湿,如人的劳作付出一样,所以名曰"劳宫"。

取穴方法
位于手掌心,第二、三掌骨之间偏于第三掌骨的掌中纹处。握拳屈指时当中指端所指处。

按摩方法
采用掐法,掐按一只手的劳宫穴1~2分钟,以出现酸痛感为宜。再换另一只手重复操作。

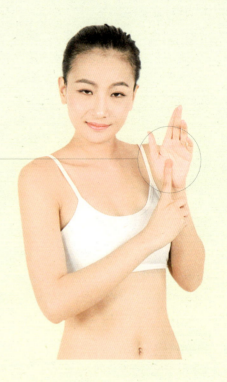

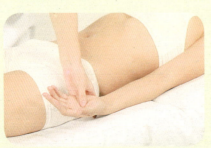

按摩功效
劳宫穴掌管补充气血,经常按压劳宫穴既能安神志、清心火,即"火降劳宫",又能温暖心脏,有强心益气的作用。

➕ **注意事项**:按摩时,一定要把握好力道。

按摩天泉穴

"天",天部;"泉",泉水。此穴的意思是指心包经的下行经水从高处飞落而下,气血物质如同由天而降,所以名曰"天泉穴"。

取穴方法

伸臂仰掌,在腋纹头下2寸,肱二头肌的长、短头之间取穴。

按摩方法

用手指用力按压天泉穴3～5秒,停1～2秒后再继续按压,连续按摩2～3分钟。

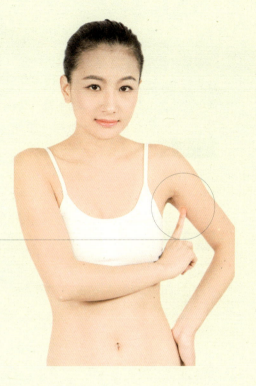

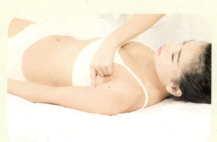

按摩功效

此穴专治由于心血受寒、瘀阻而致的胸闷、气短、胸痛。常按此穴,对心跳过速、胸口疼痛、心悸不安效果非常好。

➕ **注意事项**:按摩最好在温度适宜、空气流通的室内进行。

按摩曲泽穴

"曲",隐秘的意思;"泽",沼泽的意思。此穴的意思是指心包经气血在此汇合,这个穴位就像热带沼泽一样生发气血,所以名曰"曲泽"。

取穴方法

取穴时仰掌,微微屈肘,位于中指一直延伸到肘关节部位的横纹中央。

按摩方法

采用拇指端点法,点压曲泽穴1~2分钟,以出现酸痛感为宜。再换另一只手重复操作。

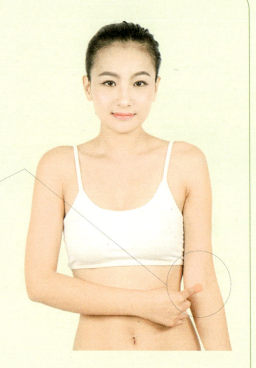

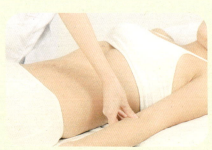

按摩功效

按摩曲泽穴有调理心包经、增加心脏供血量、促进血液循环的作用,从而起到暖心护心的功效。

➕ **注意事项**:按摩时间不宜过长,以15~20分钟为宜。

按摩肺俞穴

"肺",指肺脏;"俞",输也。此穴是足太阳膀胱经的俞穴,因其内应肺脏,是肺气转输、输注之处,为治疗肺脏疾病的重要俞穴,故称"肺俞"。

取穴方法
位于第三胸椎棘突旁开 1.5 寸处,属膀胱经。

按摩方法
食指轻按背部肺腧穴数 10 下,同时抬手,用手掌从两侧背部由下至上轻拍,持续约 10 分钟。

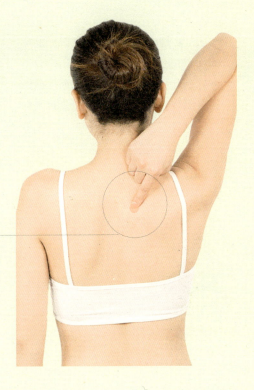

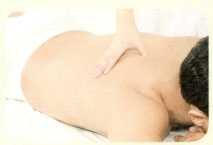

按摩功效

这种方法可以舒畅胸中之气,有暖肺养肺之功效,并有助于体内痰浊的排出,且可通脊背经脉,预防感冒。

✚ 注意事项:按摩后最好及时补水,宜在按摩后半小时内补充 500 毫升温开水。

按摩云门穴

"云",指本穴的气血物质以云的形式而存在;"门",出入的门户,指本穴是肺及其经脉与外部物质交换的重要门户。此穴的意思是指肺经气血以云状气态物的形式传输经穴之外。

取穴方法

两手叉腰直立,胸廓上部,锁骨外侧端下缘的三角形凹窝正中处,即是本穴位。

按摩方法

采用点按法,点压云门穴1~2分钟,以出现酸痛感为宜。

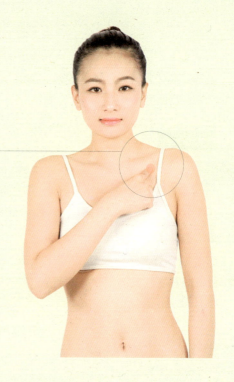

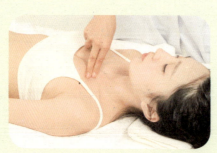

按摩功效

云门穴可传输肺经的气血物质,调节输入肺经及肺经以外部分的物质比例,具有清肺除烦、通气暖肺、止咳平喘、通利关节的作用。

➕ 注意事项:在按摩过程中如果出现恶心、心慌等症状,应立即停止按摩。

按摩天柱穴

"天",指人体头部;"柱",指支柱,此处指人体之颈项。天柱穴位于项部斜方肌起始部,天柱骨(颈椎骨)上端,支撑头颅,故称"天柱"。

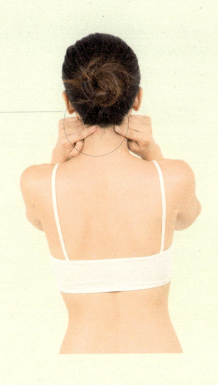

取穴方法

天柱穴位于后颈部正下方凹处,也就是后发际正中线上半寸处2厘米左右,往两旁各1.3寸各有一个穴位。

按摩方法

按揉时用拇指指腹,一按一放,按下去持续30秒钟,然后松开,再重复。

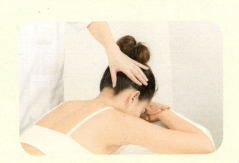

按摩功效

按摩此穴,可以起到提神醒脑、去疲劳的功效。女性常按此穴,可养阴温肾,对于腰痛、腰酸有益。

➕ **注意事项**:饭后1小时之内不宜按摩,容易影响肠胃消化功能。

按摩命门穴

"命",指生命;"门",指出入的门户。本穴向外运输肾气维持人体气血流行不息,故名曰"命门"。

取穴方法

位于腰部,后正中线上,第二腰椎棘突下凹陷中,约与肚脐在同一水平处。用手指按压时有强烈的压痛感。

按摩方法

采用指揉法按揉命门穴1~2分钟,以出现酸痛感为宜。

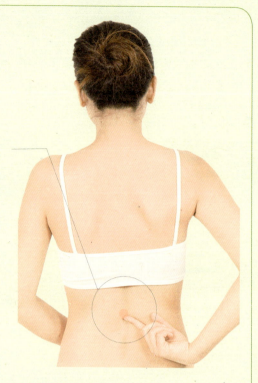

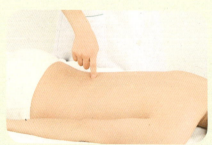

按摩功效

经常按摩命门穴,可强肾固本、温肾壮阳、强壮腰膝、延缓衰老,主治阳痿、遗精、腰痛、行走无力、四肢困乏、腿部水肿等症。

✚ 注意事项:皮肤有感染、痤疮时,不要进行按摩,以防感染扩散,得不偿失。

按摩太冲穴

"太",大;"冲",冲射之状。此穴的意思是肝经的水湿风气在此向上冲行。本穴物质为行间穴传来的水湿风气,至本穴后因受热而胀散化为急风冲散穴外,所以名曰"太冲"。

取穴方法

太冲穴位于足背侧,第一、二跖骨结合部之前凹陷处。

按摩方法

用手指指腹垂直按揉太冲穴,按揉1～3分钟。

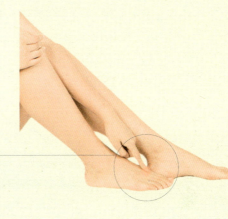

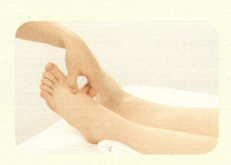

按摩功效

太冲穴为人体足厥阴肝经上的重要穴道之一,是肝经的原穴,大约相当于储存肝经元气的仓库。按摩刺激此穴能很好地调动肝经的元气,暖肝养肝。

➕ **注意事项**:按摩师的手指一定要灵活,用力一定要缓和。

"泡"走寒气，"暖"遍全身

泡脚

女性可以每晚用热水泡脚，这是非常好的暖身方式。水位尽量高点，至少要没过脚踝，旁边放一壶热水，感觉水温下降了就倒点热水进去，持续泡脚15～20分钟。这有助于提高睡眠质量，同时对宫寒有很好的调理作用。

泡脚的注意事项

 注意事项1

泡脚水温度要适中（以35～45℃为宜），避免水温过热灼伤皮肤，同时温水有利于血管的收缩作用。

 注意事项2

药浴泡脚时，有些药物可能会引起局部皮肤发红、瘙痒，出现变态反应，出现这些症状后，应停止用药。

 注意事项3

泡脚时给予足部以适当的物理刺激，如按摩、捏脚或搓脚等，效果更佳。

 注意事项4

饭前、饭后30分钟不宜进行泡脚。泡脚时足部血管扩张，血容量增加，而胃肠及内脏血液减少，影响胃肠的消化功能。饭前泡脚可能抑制胃液分泌，饭后立即泡脚会影响消化。

 注意事项5

泡脚的时间控制在15～20分钟，泡脚时水温要保持恒定，尤其是做足疗药浴时，保持一定的温度和泡脚时间，才能使药物效力得以最大发挥，从而达到治疗效果。

 注意事项6

泡脚所用外治药物，剂量较大，有些药物尚有毒性，故一般不宜入口。同时，足浴治疗完毕后，应洗净患处，拭干。

 注意事项7

心脑血管疾病患者、老人泡脚时如果感到胸闷、头晕，应暂时停止泡脚，休息一下。

 注意事项8

传染性皮肤疾病者，如足癣患者，应使用自己的浴盆，防止交叉感染或传播传染。

 注意事项9

中药泡脚器具首选木盆，因为铜盆等金属盆中的化学成分不稳定，容易与中药中的鞣酸发生反应，生成鞣酸铁等有害物质。

暖身泡脚药方

艾叶泡脚

药方： 取艾叶一小把放入泡脚桶里，用开水冲泡20分钟左右，之后再兑适量温水泡脚。艾叶泡脚有温阳、活血通经作用，对风湿疼痛有一定的缓解作用，但不能经常泡，一周以2~3次为宜。

功效： 温阳、活血、通经。艾叶加姜可治风寒感冒、关节病、类风湿、咳嗽、支气管炎、肺气肿哮喘；艾叶加红花可改善静脉曲张、末梢神经炎、血液循环不好、手脚麻或瘀血等。

注意事项： 对于身体寒湿重的病人，可以每周用艾叶水泡一次脚，在用艾叶泡脚的同时，喝一杯生姜红枣水即可祛寒又不致泻气。

生姜泡脚

药方： 将生姜用刀拍扁，加入适量红花，用纱布包好放在水里一起烧开，再加1勺盐，然后开始泡脚。

功效： 双脚怕冷，患有风湿病、怕凉、脾胃虚寒的人可用生姜泡脚。

注意事项： 长期坚持有保健效用，对神经虚弱引起的头晕、失眠、多梦等症状有较好的疗效；泡脚后用干毛巾轻轻搓擦按摩脚指头和掌心，有催眠、助睡的功效。

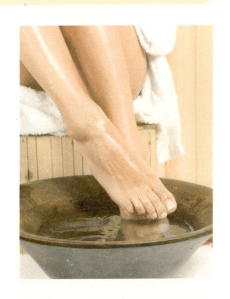

中药足浴

药方： 肉桂、丁香、天台乌药、当归各15克，干姜、小茴香、吴茱萸各6克，食盐少许，煎水泡脚。

功效： 具有温经散寒功效，下腹冷痛、手脚发冷的人可用此药方泡脚。

注意事项： 边洗边加热水以保持水温，泡脚时温度适中，不宜泡至遍身大汗淋漓，以防耗散阳气；用手缓慢按摩双脚，直到感觉发热为止。

泡澡

　　泡澡可以提高全身的代谢，试着泡在40℃左右的热水里，约10分钟，可以改善骨盆的血液瘀滞症状，让骨盆内的血液循环变好，使下半身不会感到冰冷。长期用热水泡澡，能缓解宫寒。

泡脚的注意事项

 注意事项1

水温要适宜，不能过热，以免烫伤；泡澡时间控制在15分钟以内。

 注意事项2

泡澡时要注意保暖，避免受寒、吹风，完毕后马上拭干皮肤。冬秋之季，尤注意泡澡处宜暖而避风。

 注意事项3

高热大汗、高血压、主动脉瘤、冠心病、心功能不全及有出血倾向等患者不宜泡澡，对于年老和心、肺、脑等病患者，不宜单独泡澡，应有家属陪伴。

 注意事项4

全身泡热水澡时易发生晕厥，所以泡澡后要慢慢地从浴盆中起身；泡药浴时若出现轻度胸闷、口干等不适，可适当饮水或饮料；若有严重不适，应立即停止药浴。

 注意事项5

饭前、饭后30分钟内不宜泡澡。饭前泡澡，容易发生低血糖而虚脱昏倒；饭后泡澡，全身体表血管被热水刺激而扩张，胃肠等内脏血液被分散到身体表层，胃肠道的血量供应减少，使消化器官功能减弱，从而影响食物的消化吸收。

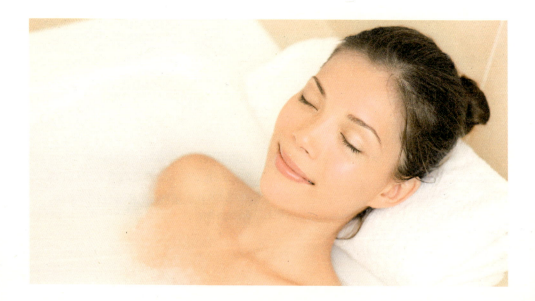

暖身泡澡药方

艾叶泡澡

药方： 将艾叶研磨成细粉末，泡澡时将1~2碗量艾叶细粉倒入澡盆中搅匀浸泡。

功效： 能温经止血、散寒止痛，有疏通全身经络、逐寒暖身、除湿、温暖子宫、开郁化闷、调和月经及安胎作用。

注意事项： 保健性的艾叶泡澡，一周2~3次即可，建议睡前泡澡。睡前进行艾叶泡澡能很好地消除疲劳，促进睡眠，提高睡眠质量。

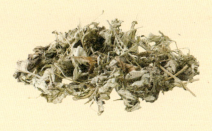

桂枝泡澡

药方： 将桂枝研磨成细粉末，泡澡时将1~2碗量桂枝细粉倒入澡盆中搅匀浸泡。

功效： 能发汗解表、温通经脉、通阳化气、暖身暖心。可祛风寒，还可用于寒湿引起的麻痹疼痛与经闭腹痛。

注意事项： 开始泡澡时，水位宜在心脏以下，待3~5分钟身体适应后，再慢慢泡至肩位。泡澡时由于出汗过多，体液丢失量大，皮肤血管充分扩张，体表血液量增多，容易造成头部缺血，从而发生眩晕或晕厥，故泡澡时间不宜过长。

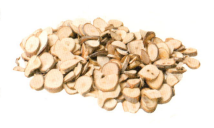

肉桂泡澡

药方： 将肉桂50克放入水中煎煮30分钟，使用者在含药的热水中进行全身药浴。

功效： 肉桂浴有散寒止痛、活血通经的功效，在药浴后可用热毛巾热敷腹部，对于痛经有一定的缓解作用。

注意事项： 孕妇禁用，月经期间的女性禁用。

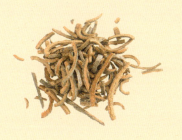

Part 6

寒气入侵，
身心不适怎么办？

暖养存在于生活中的小细节里，
稍不注意，可能就会导致寒气入侵，
引起一系列的不适。
只有注意到这些问题并加以改善，
才能让你做一个健康的暖美人。

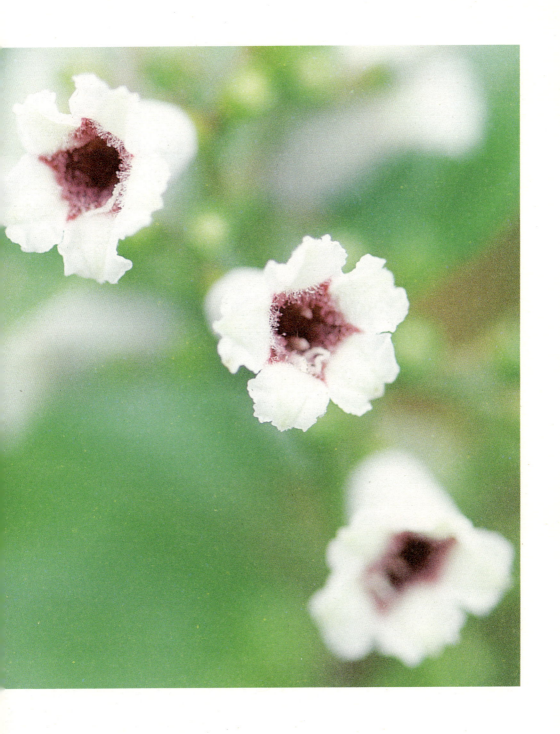

感冒来袭，暖养帮助你

判断是否为"寒气"所致

风寒感冒是因风吹受凉而引起的感冒，秋冬发生较多，其症状为浑身酸痛、鼻塞流涕、咳嗽有痰，其特征症状为后脑强痛、怕寒怕风、鼻流清涕、舌苔薄白。如果鼻塞不流涕，可多喝点热开水。如果出现这样的表现，你就需要祛除身体的寒气啦。

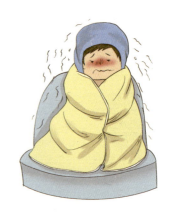

怎样缓解不适？

1 保证充足的睡眠，适当休息：只要是有感冒症状了，一定要及时休息，这是减轻病情、让身体尽快恢复的关键。一般大量喝温水，再喝几次温热的葱姜蒜水，泡脚出汗祛寒后，尽早地休息，第二天身体基本就能复元了。

2 感冒发热的处理办法：感冒发热后要看手脚的温度。虽然体内的温度已超出了正常的体温，但手脚仍是冰凉的，说明体内的寒气较重，需要喝生姜红糖水，发热时再加上1~2根葱一起煮，以利于发汗。如果体温偏高，手脚已不再发凉了，这时要停喝生姜水而大量地喝温开水。

3 感冒后第二天的处理很关键：一般经过第一天的紧急祛寒、发汗的方法处理后，第二天的身体基本就能恢复正常，但身体仍比较虚弱，因此第二天的处理很关键，关系到是否反弹的问题。首先要看舌苔，如果舌质仍发白，可再喝1次生姜红糖水巩固一下，同时仍要多喝温开水。其次，饮食很关键，饮食以清淡为主，可以吃鸡蛋、猪肉及各种性平的蔬菜，不能吃鱼、虾等上火的食物，也不能吃山药等补虚的食物，吃这些食物后，特别是孩子，又会再发热。最后，休息也很重要，不要过于疲劳。如果第二天身体感到明显疲乏、虚弱，可以吃鳝鱼，既补虚又不上火。鳝鱼只能红烧或煮汤，烹调时不要加姜葱，只放少量的蒜调味就可以了。成人可以吃当归粉，一天2次，一次半勺或稍稍比平时多一点，能很快恢复体力。

4 风寒感冒引起的头痛、鼻塞等症状，可取印堂、太阳穴按摩。印堂穴位于两眉头连线中点，有散风邪、止头痛的功效。太阳穴位于耳郭前面、前额两侧、外眼角延长线的上方，有治疗头痛、偏头痛、眼睛疲劳等疾病的功效。按摩太阳穴能止痛醒脑、解除疲劳、振奋精神。

5 我们常听老人说，风寒感冒发发汗就好了，所以捂汗来也是最简单的治疗风寒感冒的方法。取生姜切片，再加红糖煮成姜糖水，喝下后，盖上几床被子捂汗或者穿上厚厚的衣服运动出汗以驱寒。

暖养小助手

宜吃食物
洋葱、大蒜、南瓜、黄豆芽、赤小豆、肉桂、大米、金橘、柠檬、佛手柑、杏、桃、樱桃、山楂。

忌吃食物
蚌肉、螃蟹、鸭肉、鸡蛋、海参、鸡肉、猪肉、乌梅、柿子、芡实、百合、银耳。

推荐养生食疗方：

食疗方 1 【生姜苏叶粥】

取苏叶10克、生姜3片备用，待白粥熬好后将其放入，再煮沸就可食用了。

食疗方 2 【姜糖饮】

生姜洗净、切丝，放入杯内，以沸水冲泡，加盖闷5分钟，再调入少量红糖，趁热服用。

食疗方 3 【姜丝萝卜汤】

取生姜25克、萝卜50克备用。生姜切丝，萝卜切片，两者共放锅中加水适量，煎煮10~15分钟，再加入红糖适量，稍煮1~2分钟即可。

食疗方 4 【神仙粥】

将糯米50克洗净，加适量水煮成稀粥，再加入葱白30克、生姜片15克，共煮5分钟，然后加入米醋50毫升，搅匀起锅。趁热服下后，使身体微热出汗。

低热让人很郁闷

什么是低热？

低热是一种常见的症状，多见于内伤发热而体内寒气太重，脏腑气血虚损或失调等，导致热而不发。它的特点是病人仅自觉发热或五心烦热而体温并不高。

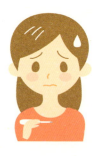

应该怎么处理？

1 日光浴是利用太阳的光线锻炼身体，使血管扩张，加快血液流通，促进体内新陈代谢。肩背部是我们身体采集自然界阳气的主要部位，负责运输人体阳气最重要的七条经脉都在肩背部汇合。经常晒后背，可以获得更多的阳气，使身体吸收到的阳气以最快的速度运送到全身，以改善低热症状。

2 规律的慢跑可让体内的新陈代谢加快，并可将体内的毒素等多余物质通过汗液及尿液排出体外，减轻机体的负担。另外，慢跑能促进血液循环，改善细胞营养，不仅对低热的恢复有益，还能帮助调节心情，增强体质。

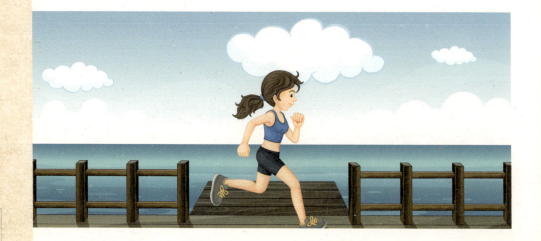

3　如果感觉到低热不适，应注意多休息、多饮水，不要熬夜，不要劳累。饮食上食用容易消化的食物，如面条、粥、汤等。不要吃香辣、肥腻、过咸的东西。不饮酒，不能吃鸡蛋、牛肉。

4　不要过度紧张，不要过度焦虑。保持乐观心态，积极面对。

暖养小助手

食疗方 1 【玉米红薯粥】

原料

玉米碎 120 克，红薯 80 克

做法

1. 洗净去皮的红薯切块，再改切成粒，备用。
2. 砂锅中注入适量清水，然后将清水烧开。
3. 往砂锅中倒入玉米碎，加入切好的红薯粒，搅拌匀，盖上砂锅盖，用小火煮 20 分钟，至食材熟透。
4. 揭开砂锅盖，搅拌均匀。
5. 关火后将煮好的粥盛出，装入碗中即可。

食疗方 2 【薏米红薯粥】

原料

水发薏米 100 克，红薯 150 克，水发大米 180 克，冰糖 25 克

做法

1. 红薯洗净，切丁。
2. 砂锅中注入适量清水烧开，倒入大米、红薯丁，放入洗好的薏米，搅拌均匀，烧开后用小火煮 40 分钟至粥浓稠。
3. 放入适量冰糖，拌匀，续煮至冰糖熔化。
4. 关火后盛出煮好的粥即可。

食疗方 3 【南瓜拌饭】

原料

南瓜 90 克，芥菜叶 60 克，水发大米 150 克，盐少许

做法

1. 南瓜、芥菜叶洗净切粒。
2. 将南瓜粒和水发大米一起用中火蒸 20 分钟至食材熟透。
3. 汤锅中注入清水烧开，放入芥菜叶，煮沸，放入南瓜米饭，搅拌均匀。
4. 加盐调味，将煮好的食材盛出即成。

腰酸背痛，暖暖肾

都是体寒惹的祸

俗话说"腰背疼痛最难当，起步艰难步失常"，由此可见腰酸背痛带来的不良影响。女性体质偏寒，气血在体内瘀积，运动量少，不通则痛，于是常常出现腰痛背痛、精神疲惫、浑身乏力。这时候女性就要坚持温阳驱寒、温补保暖、改善体质，养成良好的生活方式。

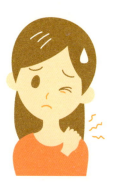

这些改善方法你需要知道

1 腰酸背痛可以通过按摩来改善。指按揉法：两手叉腰，以拇指指腹或指端按揉腰部痛点。摇法：端坐于椅凳上，两脚与肩同宽，以腰椎为轴心依次做前俯、后伸、左侧屈、右侧屈、左旋转和右旋转运动，各做3~5次。拍法：用虚掌拍打两侧腰部及疼痛背部，约2分钟。搓法：用两手掌自上而下搓揉腰部两侧3~5次。捶法：手握空拳，用拳心或拳背反复叩击两侧腰部及疼痛背部，约2分钟。擦足心：用右手小鱼际擦左足心100次，再用左手小鱼际擦右足心100次。

2 在热水中滴入几滴精油，然后打湿毛巾，稍微拧干后用热毛巾热敷疼痛处，待毛巾温度降低后重新打湿、拧干、热敷，这样反复热敷10分钟，每天都坚持，就能激活人体内的阳气，促进全身气血循环，有效缓解腰酸背痛的症状。

3 改善生活方式和工作习惯。在工作时，要注意坐姿，适当运动。长时间保持同一坐姿或站姿之后，应放松腰部，或伸展腰肢。适度变换颈部的姿势，每工作1小时最好休息几分钟。过于肥胖者，应该恰当减肥以减少腰部的负担。

4 有腰疼困扰的人注意不宜选用过软的床垫，应睡卧硬板床休息，注意腰部保暖，平时不穿低腰裤、露脐装，冬天尽量穿长款的毛衣、外套。长时间坐在办公室工作的女性还可以在凳子上放上靠垫，既能保暖，又能缓解腰部疲劳不适。

5 夜间寒气重，需要盖好被子，防止寒气入侵。做好保暖，保证舒适充足的睡眠，也有利于缓解腰酸背痛的症状。

6 长期身心劳累也是腰背痛的诱因。因此，预防和缓解腰背痛之道也包括在工作之余尽量放松自己，保持心情愉快。

7 如通过上述一系列措施，症状长期不见改善，则要及时就医治疗。

暖养小助手

宜吃食物

宜吃高蛋白有营养的食物；宜吃维生素和矿物质含量丰富食物；宜吃高热量易消化食物。

忌吃食物

忌吃油腻难消化食物；忌吃油炸、熏制、烧烤、生冷、刺激食物；忌吃高盐高脂肪食物。

推荐养生食疗方

食疗方 1 【板栗粥】

原料

板栗肉 90 克，水发大米 120 克，盐 2 克

做法

① 将洗好的板栗切碎；把切好的板栗装入碗中，备用。

② 锅中注入适量清水，倒入板栗碎，盖上盖，用大火煮沸。

③ 揭盖，下入水发大米，搅拌匀，盖上盖，用小火煮30分钟至大米熟烂。

④ 揭盖，加入适量盐，拌匀调味即可。

食疗方 2 【松子炒丝瓜】

原料

胡萝卜片 50 克，丝瓜块 90 克，松子、姜末、蒜末各少许，食用油、盐、水淀粉各适量

做法

① 锅中注水烧开，淋入少许食用油，放入胡萝卜片、丝瓜块煮至断生，捞出。

② 油锅中倒入姜末、蒜末爆香，倒入煮过的食材，拌炒均匀。

③ 调入适量的盐，淋入水淀粉，炒匀入味，起锅；将炒好的菜肴盛入盘中，再撒上松子即可。

腹泻，暖胃来治疗

受寒易致腹泻

腹泻是一种常见症状，是指排便次数明显超过平日习惯的频率，粪质稀薄，水分增加，每日排便量超过 200 克，或含未消化食物或脓血、黏液。腹泻常伴有排便急迫感、肛门不适、失禁等症状。

腹泻大多数是因为季节交替、天气变凉，使身体受寒、免疫力下降，导致胃肠道感染病毒、细菌所致。胃肠道受寒了，可能会出现腹泻，可通过暖养来调节和改善。

腹泻的治与防

1. 出现腹泻时，建议注意用餐卫生，查看是否食用了变质食物。养成良好的生活习惯，注意保暖。如果出现恶心、呕吐、腹痛、腹泻、发热等症状，应及早到医院就诊。

2. 少吃甜食，因糖类易发酵和胀气。尽量少吃蔬菜，如小白菜、韭菜、菠菜、包菜等。生冷的水果，如番石榴、梨、菠萝、杨桃、柿饼等也不要食用。不要食用经油煎、油炸的食物，如肉类、蛋、火腿、香肠、腌肥肉。

3. 发生腹泻时，要补充足量的液体，以防发生脱水。

4. 为预防腹泻的发生，一定要把好"病从口入"关，注意个人卫生和环境卫生。在生活中要注意做到：坚持饭前便后洗手；注意饮用水的卫生，不喝生水，生吃瓜果要用活动水多清洗几遍或削皮后再吃。轻易变质的食物、吃剩的食物应及时储存在冰箱内，且储存时间不宜过长，食用前高温加热能杀灭很多致病微生物。若患有慢性腹泻要注意饮食，做到生熟分开。不吃或少吃凉拌菜以及易带致病菌的水产品，食具要按时煮沸消毒。不到卫生状况不好的餐馆吃饭。

5. 饮食要规律，定时定量，忌暴饮暴食，忌生冷食物。平时要注意腹部保暖。

6 仰卧起坐是一种锻炼身体的方式，可利用腹部收缩锻炼腹肌，使腹部肌肉收紧，更好地保护好腹腔内的脏器。对女性而言，多做仰卧起坐能够促进脾胃血液循环，保暖脾胃，祛除寒气。另外，仰卧起坐还能帮助女人减肥瘦身，拥有苗条的好身材。

7 多蹲少站对女人脾胃虚弱的康复是很有利的。蹲着吃饭能使食物进入胃的速度减慢，使胃下方的脏器对胃起到垫托作用，此法对胃下垂的治疗有较好的效果。女性可保护脾胃，改善消化功能，促进自身排出毒素，有利于延缓衰老、保持青春。

暖养小助手

宜吃食物

肉桂、红枣、山药、栗子、扁豆、糯米、莲子、苹果、荔枝、石榴、草莓、无花果、苋菜、马齿苋、鹌鹑。

忌吃食物

茄子、芝麻、松子、鸭肉、螃蟹、田螺、白鳝、梨、香蕉、桑葚、甜瓜、芦柑、百合、枸杞、当归。

推荐养生食疗方：

食疗方 1【锅巴莲子末】

将等量饭锅巴、炒莲子肉研成粉，拌入适量白糖即可。每次食用 50 克左右，每日 3 次。

食疗方 2【猪肚山药粥】

猪肚 50 克，山药 15 克，大米 100 克。猪肚洗净切片，与大米、山药共同煮粥，加入适量盐、姜调味服食。

食疗方 3【猪腰骨碎补汤】

猪腰子 2 只，骨碎补 30 克，煮食，喝汤食腰子。本品适用于肾亏虚寒者。

食疗方 4【黄牛肉汤】

黄牛肉 100 克，用姜、盐调味，煮汤适量服食。黄牛肉可补脾胃、疗百损，能治脾虚久泻。

便秘困扰，更要暖养

你了解便秘吗？

便秘是指排便频率减少，一周内大便次数少于2次，或者2~3天才大便1次，粪便量少且干结时称为便秘。身体偏寒，说明阳气不足，会导致胃肠道蠕动能力减弱，表现为便秘。所以，如果是体寒引起的便秘，要特别注意暖养。

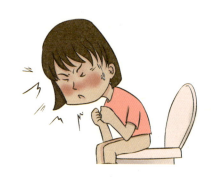

战胜便秘的方法

1. 便秘者首先要注意饮食的量，只有达到足够的量，才足以刺激肠蠕动，使粪便正常通行和排出体外。特别是早饭要吃饱；养成良好的排便习惯；积极锻炼身体，比如散步、跑步、做深呼吸运动、练气功、打太极拳。有关疾病的治疗对预防大便秘结亦有一定的作用，如患有过敏性结肠炎、大肠憩室炎、结肠肿瘤、结肠狭窄等时，一定要积极治疗。

2. 早上醒来，平躺，两脚脚掌向上收起，尽量往上收，再使两腿尽量放平接触床板10~15分钟。然后起来走动一下，喝一杯温热阴阳水（阴阳水，由隔天的开水和现烧的开水兑成），要大口大口地喝，以促进肠蠕动，每天早上最好定时大便，每次大便时间不宜过长，以5分钟左右为宜。

3. 饮食宜清淡，少食辛辣、煎炒、油炸、烈性等不消化和刺激性食物，多饮水，多食水果、蔬菜和纤维性食物，尤其是香蕉、蜂蜜类润肠通便食物。不要久站久坐，适当运动，特别是提肛运动。

4. 晚上吃完晚饭后，可以去广场跳操或出去散散步，多出去走走吸收新鲜空气，经常活动筋骨，不仅有利于排便，也有利于身体健康；睡觉前喝1杯蜂蜜水，养成不吃夜宵的好习惯。

5 扭腰在很多人看来是一个很简单的动作，但它也是一种锻炼身体的好方法，经常做扭腰运动，对女性身体健康有益。扭腰锻炼不仅有健脾功效，而且对改善便秘也有很好的疗效。女性经常进行扭腰锻炼，可使脾胃血液循环顺畅，保暖脾胃，能促进排毒养颜，协助战胜便秘。

6 日常多饮水，多吃含高纤维素的豆类和薯类，多吃健脾养胃、调补气血的食物；排便规律，不能拖延；多做腹式呼吸，休息的时候揉按肚脐部位都有利于缓解便秘。

暖养小助手

宜吃食物

大麦、燕麦、兔肉、菠菜、竹笋、空心菜、芹菜、韭菜、土豆、胡萝卜、洋葱、白萝卜、松子、核桃仁、甜杏仁、黑芝麻、花生、桃、香蕉、桑葚、柑橘、蜂蜜。

忌吃食物

海蜇、蟹、田螺、蚌、菱角、葫芦、苦瓜、辣椒、茴香、大蒜、大葱、姜、丁香、花椒、蚕豆、酒、咖啡、浓茶。

推荐养生食疗方：

食疗方 1 【五仁粳米粥】

将芝麻、松子仁、柏子仁、胡桃仁、甜杏仁各10克碾碎，与粳米100克，加水煮粥。服用时加少许白糖，每日早晚服用。

食疗方 2 【白薯粥】

白薯300克、小米100克共同煮粥，煮熟后加入白糖，每日早晚服用。适用于老年人及产后妇女肠燥便秘伴疲乏无力者。

食疗方 3 【菠菜猪血汤】

菠菜200克，猪血150克，盐少许。将菠菜、猪血同煮，加盐调匀，然后饮汤。

食疗方 4 【猪心柏子仁汤】

猪心1个，柏子仁15克。将柏子仁放入猪心内，清水炖熟，每3天吃1次。

月经不调，暖暖才健康

了解月经不调

月经不调是妇科常见病，凡是经期、经量、经色、经质等方面发生异常现象者，称为"月经不调"。其病因常为肝郁气滞、脾气虚弱、肝肾不足、痰湿阻滞、寒凝血瘀或发生器质性病变等。

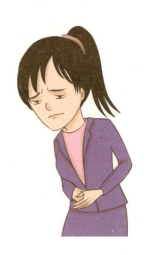

调理的注意方面

1 保持精神愉快，避免精神刺激和情绪波动。个别女性在月经期有下腹发胀、腰酸、乳房胀痛、轻度腹泻、容易疲倦、嗜睡、情绪不稳定、易怒或易忧郁等现象，均属正常，不必过分紧张。

2 注意卫生，预防感染。注意外生殖器的卫生清洁。注意保暖，避免寒冷刺激。避免过劳。经血量多者忌食红糖。

3 防止过度节食，戒烟限酒，注意自己的饮食结构，多食用瘦肉、谷类、绿叶蔬菜及含钙丰富的食物，不宜过食生冷食物，保持心情舒畅，加强锻炼，提高身体素质。

4 注意内裤要选择柔软、棉质，通风透气性能良好的材质；内裤要勤洗勤换，换洗的内裤要放在阳光下晒干。

5 不宜吃生冷、酸辣等刺激性食物，多饮开水，保持大便通畅。血热者经期前宜多食新鲜水果和蔬菜，忌食葱、蒜、韭菜、姜等刺激运火之物。气血虚者平时必须增加营养，多食如牛奶、鸡蛋、豆浆、猪肝、菠菜、猪肉、鸡肉、羊肉等食物，忌食生冷瓜果。

6 快步走可调理月经不调。其实"动则生阳",寒性体质者特别需要通过运动来改善体质。快步走是最简便的办法,尤其是在卵石路上行走,能刺激足底的经络和穴位,可以疏通经脉、调畅气血,改善血液循环,使全身温暖。

暖养小助手

宜吃食物

油菜、小白菜、包菜、菠菜、苋菜、芹菜、藕、芥菜、西红柿、胡萝卜、香菇、猪肉、牛肉、羊肉、猪肝、兔肉、鸡肉、鱼、鸡蛋、牛奶、苹果、梨、香蕉、橘子、山楂、荸荠、甘蔗、石榴、柿子、杨梅。

忌吃食物

可乐、雪碧、葱、蒜、韭菜、生姜、酒、辣椒、花椒、胡椒、桂皮、八角、小茴香。

推荐养生食疗方:

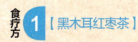

食疗方 1 【黑木耳红枣茶】

黑木耳30克,红枣20枚,共煮汤服之。每日1次,连服。

食疗方 2 【浓茶红糖饮】

茶叶、红糖各适量。煮浓茶1碗,去渣,放红糖溶化后饮用。每日1次。

食疗方 3 【山楂红糖饮】

生山楂肉50克,红糖40克。山楂水煎去渣,调入红糖,趁热饮。非妊娠者可多服几次,经血亦可自下。主治妇女经期错乱。

食疗方 4 【山楂红花酒】

山楂30克,红花15克,白酒250毫升。将山楂、红花放入酒中浸泡1周。每次饮45～30毫升,每日2次,视酒量大小,不醉为度。主治经来量少、紫黑、有血块、腹痛,血块排出后痛感减轻。

赶走痛经，每日更暖心

痛经的原因

健康女性每个月都来月经，且超过七成会出现痛经现象。女性体内气血不通或气血瘀积容易引起痛经，临床常见气滞血瘀、寒凝胞宫、气血虚弱、湿热下注等症状。严重的痛经甚至会影响女性朋友的工作和生活。

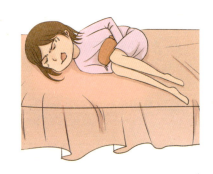

暖养调痛经

1. 饮食方面，注意保持饮食均衡，少吃过甜或过咸的食物，因为它们会使你腹部胀气并且行动迟缓，应多吃蔬菜、水果、鸡肉、鱼肉，并尽量少食多餐。不吃含咖啡因的食物，咖啡因会令人神经紧张，造成月经期间的不适，也会刺激小肠。每晚睡前喝1杯加1勺蜂蜜的热牛奶，可以缓解甚至消除痛经之苦，效果极好。香蕉中含有维生素B_6，能够稳定情绪，并能减轻腹部疼痛，痛经时不妨多吃一些。注意忌口，行经前及经期尽量不吃生冷和辛辣等刺激性强的食物，如冰激凌、烧烤、辣椒等。

2. 运动方面；加强体育锻炼，尤其是体质虚弱者，在利用饮食改善营养的同时，可以配合做一些轻度的运动，比如散步。练瑜伽有缓和痛经的作用，具体方法：弯膝跪下，坐在脚跟上，前额贴地，双臂靠着身体两侧伸直。也可以试试不同的姿势，找到最舒服的就好。

3. 洗澡的时候注意清洁外阴部位，最好是洗完澡后再用清水冲洗一遍，以免有细菌趁此机会侵入体内，从而引发尿道炎、盆腔炎等疾病。

4. 按摩可以通经活络、活血化瘀、缓解痛经。痛经期间应尽量以轻柔式按摩为主。

5 痛经期间最好不要穿紧身裤，如果在这时候穿紧身衣或者紧身裤，会导致整个腹部血液循环不畅，加重痛经，引发一些不必要的妇科疾病。

6 热敷可缓解痛经。在腹部放置热水袋，保持体温能明显减轻痛经痛感，也可以多喝热开水。出现痛经较为严重的情况要及时到医院做检查，排除妇科疾病因素造成的痛经，另外可以根据医生意见进行调理。

暖养小助手

宜吃食物

蛋黄、菠菜、油菜、空心菜、花生油、芝麻油、核桃、葵花籽、花生、瘦肉、狗肉、羊肉、红糖、红枣、胡萝卜。

忌吃食物

巧克力、花椒、丁香、胡椒、西红柿、咖啡、绿茶、酒、螃蟹、田螺、梨。

推荐养生食疗方：

食疗方 1 【乌豆蛋酒汤】

乌豆（黑豆）60克，鸡蛋2个，米酒100毫升。将乌豆、鸡蛋、米酒加水同煮即可。适用于治疗气血虚弱型痛经。

食疗方 2 【姜枣红糖水】

干姜、红枣、红糖各30克。将前两味洗净，干姜切片，红枣去核，加红糖煎煮。喝汤，吃红枣。适用于寒性痛经及黄褐斑。

食疗方 3 【山楂酒】

干山楂300克，白酒500毫升。将山楂干洗净、去核、切碎，装入带塞的大瓶中，加入白酒，塞紧瓶口，浸泡7~10日后饮用。每次15毫升。浸泡期间每日摇荡1~2次。适用于妇女痛经症。

食疗方 4 【月季花茶】

夏秋季节摘月季花花朵，以紫红色半开放花蕾、不散瓣、气味清香者为佳品。将其泡之代茶饮，每日饮用。适用于月经不调、痛经等症。

心灵暖洋洋，幸福才久长

心理对身体的影响

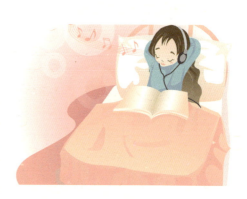

有个心理学家做过这样一个实验：将两只羊分别关在两个笼子里，给予相同的生存条件，所不同的仅仅是让其中一个笼子靠近狼窝。实验表明，在相同的生存条件下，那只靠近狼窝的羊因恐惧、焦虑而最终导致溃疡病。之后，将患病的羊远离至没有狼的环境下，并给予相应的治疗，其溃疡病逐渐愈合。如果将这只羊再次放在狼窝旁，溃疡病会再次复发。这个实验表明心理状况对身体健康有着直接影响。

现代女性压力大、负担重。心理专家说，现代女性的情绪问题，有一部分是因为她们无法放下很多欲望，由内心的欲望所带来的虚荣心、攀比心也是导致女性负面情绪的原因。在攀比过程中，人总是想要追求别人有的东西，求而不得就会身心俱疲。

我们常说，人总是身在福中不知福，往往只会看到事物的缺陷，忽略了自己已经拥有的幸福美好，总是追求一些不属于自己的东西。不是所有人都明白"快乐来自内心"。我们大多数人将快乐建立在外界发生的事情上，如果我们没有得到外界的某事物，就会感到痛苦、失望、生气、焦虑、迷惑。

生活原本变化多端，我们无法控制外界的各种变化，我们应该学会控制内心。压力、抑郁、焦虑、烦躁、紧张等一系列的不良心理状态会慢慢改变人的健康状况，让人脸色变差、活动力减弱、免疫力下降、内心变得很迟钝，对身边一切美好失去感受力，继而引发一系列身心问题。

如果每位女性都能保持积极乐观的心态，充满活力，热爱生活，开心愉快地度过每一天，自信勇敢地对待生活中的压力和困难，保持心灵的温度，用这份温暖滋养身体，驱逐体内的寒气，那么我们就会看到脸上红润的光泽、躯体灵动的活力，还有扑面而来的健康的气场。

身体是心灵的躯壳，心灵是身体的魂魄，只有魂魄传递出的正面能量才能从深处温暖和滋润躯壳，保持身心健康，让生活长久地幸福。

暖心调养也重要

现代人生活节奏快，工作强度大，压力重重叠加，而作为女性，还需兼顾家庭、工作、金钱等方面，常常会觉得心力交瘁，只有学会调节心灵，保持良好的状态，生活才会变苦为甜。

1 从心态开始改变。乐观积极、勇敢坚强是种在内心的种子，在你一天天浇灌滋润之下，这颗种子会很快长大长高，枝干挺拔，树叶茂密，风吹雨打、闪电雷鸣都不能将她摧毁。人生也是一样，面对困难要乐观积极，面对挑战勇敢坚强，正面的能量就能将人包围，给予无穷的力量。生活中有许多不完美，在努力过后就要坦然接受这些不完美，降低自己的期望，修炼自己豁达安静的内心。

2 学会倾诉和释放。当心中有郁结沉淀时，不要让它积累，要选择合理的方式释放。很多人都有这样的体会，在有烦恼时找朋友诉说一番之后，心情就能好很多。和长辈交谈也是很好的方法，长辈们的经历比我们多，有更加明智、冷静的处事方法，能给予更多有意义的建议。多与人沟通，被他人关心理解和支持能抚平自己心里的涟漪。另外，还可以通过写日记、写微博的方式记录自己的心情，把自己内心的矛盾、起伏的情绪以及波动的思想用文字表达出来，与自己谈话，让心情得到缓冲和释放。适时地倾诉，能对自己的内心起到疗伤的作用，让自己从压力和痛苦中走出来。

3 看喜剧能让自己放声大笑，是让自己缓解压力的好方法。根据有关研究表明，当人发自肺腑地开怀大笑时，往往会忘记压力的存在，还能增强免疫力，达到稳定血压的效果。轻声笑语甚至可以让血糖水平平稳下降，增强消化能力。仅仅是期待着影片的笑点也会减压。唱歌也可以缓解压力，当美妙的音乐响起，人的心情就会开朗起来，唱歌时的呼气多于吸气，也能帮助排除烦恼。画画也可以缓解压力，画画会使人专心于画纸上，随着一笔一划的挥动，心里瘀积的不良情绪也就慢慢释放了。

4 经常运动有利于心灵健康。当你感到痛苦烦闷、百无聊赖、无精打采时，就应该让自己运动运动，可以跑步、打球、游泳、跳绳或者做点别的锻炼项目，把注意力放在运动上，尽情舒展肢体，让每一个细胞活跃起来，释放压力与负能量，让人忘记压力、忘记烦恼。体育锻炼可以调节大脑供血量，当运动结束时会觉得世界都澄澈了，心灵变沉静了，情绪也变得更好。

5 亲近大自然。想要获得一份内心的平静，走出去，仔细感受一下大自然的魅力。每个季节变化都是那么神奇，每一朵花从出芽到绽放，每一棵树从树苗到参天繁茂，每一片叶子在不同的季节呈现不同的色彩，还有每一只飞鸟、每一只游鱼……都展现出自然的力量，让你感到自己与强大力量有着千丝万缕的联系，作为大自然中的一员，你会感受到更强烈的幸福感。

6 哭泣能缓解人的心理负担。研究认为，适度地哭泣可以释放情绪，还能保护眼睛免受各种烟尘和有害气体的侵害，达到良好的美容效果，有利于消除皮肤皱纹和保持青春活力。所以，当你遇到无法解决的困难，就放声大哭、释放一下吧！

7 减压的方式还有许多，比如读书、静坐、听音乐、吃美食、去旅行、换个新发型、找朋友聚会、改变房间布局、照顾小宠物等，关键就是要学会找到适合自己的方法，有效调节心态，学会让自己更好地生活，更幸福地生活。快乐是一天，不快乐也是一天，为什么不天天快乐呢？希望你的心灵每天都暖洋洋的，拥有长久的幸福和健康。

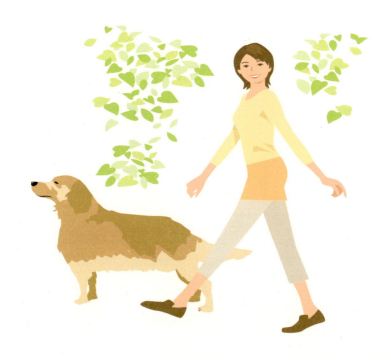